サイコパスに学ぶ成功法則

あなたの内なるサイコパスを目覚めさせる方法

The Good Psychopath's Guide to Success
How to Use Your Inner Psychopath to Get the Most Out of Life

ケヴィン・ダットン＋アンディ・マクナブ＝著
木下栄子＝訳

竹書房

サイコパスに学ぶ成功法則

目次

◆診断テスト◆

かくして、優秀な知力とサイコパス的な気質とが同一の個人のうちに合体するとき……
人名事典に載るような有能な天才の生まれる最良の条件が備わるのである。
このような人間は単に知力をふるう批評家、識者たるにとどまらない。
観念が彼らにとり憑《つ》いて、彼らはその観念を、
よかれあしかれ、自分の仲間や時代に押しつけるのである。

――ウィリアム・ジェームズ、〝アメリカ心理学界の父〟
（一八四二―一九一〇）

師よ、われらは巡礼者である。われらはゆかん
つねにもう幾ばくか遠くへと。それはおそらく
雪に阻まれた、地の果ての青き山の向こう
あの荒れ狂う、もしくはあのかすかに光る海の彼方

――「サマルカンドへの黄金の道」より、
ジェームズ・エルロイ・フレッカー
（一八八四―一九一五年）

序章　成功を手に入れる方法――それはサイコパスになること

私はアンディ・マクナブ。

これまでに私が出版した本で、この名前に聞き覚えがあるという方もおられるかもしれないが、そうではない方のために、ここでちょっと自己紹介をしよう。

私は十八年間、イギリス陸軍にいたことがある。八年は歩兵として、十年間は特殊空挺部隊（SAS）所属だ。最初に出版した本『ブラヴォー・ツー・ゼロ――SAS兵士が語る湾岸戦争の壮絶な記録』（伏見威蕃・訳／早川文庫NF）で私をご存じという方が、おそらく多いんじゃないかと思う。これは第一次湾岸戦争中、敵陣であるイラク領内でSASの兵士八人が特殊任務遂行にあたったときの話だ。私はこのブラヴォー・ツー・ゼロ（BTZ）の任務に参加した他の三人の兵士と共に、その勇敢な行為に対して勲章をもらった。

このあと、私は物書きとして多くのノンフィクション、スリラー、映画の脚本を手がけ、製作にも携わった。イギリスでは歴代三十位に入るベストセラー作家と見なされている。

成功で重要なのは、いかにしてそれをコントロールするかということだ。成功をコントロールして正しく利用できれば、自然と次の成功につながっていく。そういうわけで私はイギリスとアメリカの両方で、特にベンチャー企業を中心にビジネスにも手を広げている。

だがどれもこれも、たいしたことではない。

どんなチャレンジも、私にとっては同じようなものだ。活躍の場が戦場から映画の世界へと変わり、戦闘プランがビジネスプランに変わっただけのことだ。しかも深く考えることもなく、だ。おそらくそのおかげで、私は職種を変えるのがこんなに簡単なのだろう。そう、私は考えない。悩みらしい悩みを持ったことなんて一度もない。

悩みのほうが私を怖がって寄りつかないのだろう。

こんなことを言うのは、私はなぜ自分が成功したのか、その最大の理由をよくわかっているからである。

それは、私がサイコパスだからだ。

でも怖がらないでほしい。私はよいサイコパスだ。

こんなことを言われると、皆さんはちょっと驚くのではないだろうか？　実は私自身も驚いたのだ。数年前にケヴに会うまでは、自分のことをサイコパスだなんて夢にも思っていなかった。彼はオックスフォード大学の心理学教授だ。研究対象であるサイコパスに精通した男。そしてきわめて優秀である。

私のことは、これくらいにしておこう。あなたが知りたいのは、この本があなたにどう役立つのかということだろう。この本はあなたの人生をどのように変えてくれるのか？

それはこんな感じだ。次のページで、私とケヴィン・ダットンは、あなたをより大きな成功に導く

七大行動原則をこのあとのページで明らかにして、その応用の仕方を説明する。あなたがどんな成功を望んでいるかは問わない。それはたとえばこんな人生の一大事かもしれない。

- ●給料を上げたい
- ●昇進したい
- ●昇進して給料を上げるためにある契約をものにしたい

あるいは些細だけれど、これまで日常生活でできなかったこんなことかもしれない。

- ●厄介で気まずい電話をかけるのを永遠に先延ばしにする
- ●お隣さんに、お宅のチワワは大好きだけど……ウチの芝生にウンチをするのは許せないと言う
- ●借りた金を返さない友人や親戚の問題を解決する。貸した自分はよーく覚えているが、借りた彼らは忘れてほしいと願っている

本書は一般的な生活における一般的な人々の一般的なニーズを満たすように書かれている。その舞台は

- ●職場で
- ●職場以外で

●同僚との間で
●友人との間で
●家族との間で

目的は

●お金を稼ぐ
●お金を節約する
●問題を解決する
●問題を起こす！
●特別扱いをしてもらう

ことなどである。

求めているのがどんな種類の成功であれ、この本ではそれを手に入れる方法をお教えする。そしてさらに、もっとスゴイもの——なんと人生の哲学までお届けするのだ。

人生で成功するための哲学。

実際に役立つ哲学だ。

信じてほしい。この本は画期的だ。他に類を見ない内容だ。

ここからは、ケヴィンの話を聞いてもらったほうがいいだろう。さあ、オタクの登場だ……。

第一章　成功へ扉を開くための実践マニュアル

皆さん、こんにちは。私はケヴィン・ダットン。

もしあなたが『瞬間説得 その気にさせる究極の方法』(雨沢泰・訳/NHK出版)のことは知らなくても、その次作『サイコパス 秘められた能力』(小林由香利・訳/NHK出版)で、少しは私のことをご存じではないかと思う。

『サイコパス 秘められた能力』で、私はサイコパスには英知が備わっていると主張し、この持論を証明すべく、聖人、スパイ、連続殺人鬼(またはシリアルキラーとも言う)の実例を示した。

『瞬間説得 その気にさせる究極の方法』は、イギリスとアメリカの両方で世界トップクラスのペテン師たちとの交流を深めた私が、彼らと私、一体どっちが人に何かをさせるのがうまいかを見極めるという話だ。

そして私は、影響の科学に基づく究極の理論と、善玉であるか悪玉であるかを問わず、過去と現在の偉大な説得者――説得のプロフェッショナルたち――が蓄積してきた秘密の知識、要するに彼らの奥義とを組み合わせようとしたのだ。

研究生活のほとんどを社会心理学者として活動してきた私は、説得の科学に魅了されていた。この科学は、数年にわたる研究の結果、明確な交渉のルール、つまり何が有効で、何が有効でないかの適切なガイドラインを示している。そして私の一番の目的は、こうした戦術や原則――多くは嘆かわしくもマイナーな定期刊行物や季刊誌にのみ閉じ込められている――を解き放って、もっと多くの人々に示すことだった。

私は説得のゲノム配列――ＤＮＡを解析・解読したかったのだ。

さらに私はもう一段階、先に進んだ。

私は説得者のなかでも、特に〝生まれつきの説得者〟と私自身が名づけたミステリアスな一群に強い興味を覚えた。彼らは人に影響力を持つことでは黒帯の有段者だ。心理学を学んだわけではなくとも、基本的な原理から説得のイロハを導き出すことができ、他人を意のままに操る能力を神から授かっているような人々だ。

多大な影響力を発揮するこうした名人たちの多くは――そのなかには世界で最も邪悪なサイコパスたちも含まれる――説得の世界ではエリートだ。彼らはそうした技術を駆け引きの現場で身につけてきた、人を操ることに長《た》けた魔性の天才である。

私は彼らの恐ろしい技術を、何とかシンプルな説得の法則としてまとめることができないかと考えた。サイコパスたちがバーで、売り場で、会議室で磨き上げてきた技術を、数十年に及ぶ説得の研究で得られた成果と融合させることはできないだろうか？

この答えを見つけようと、私は二年間にわたって世界のあちこちを駆けずり回り、冷酷な説得のエリートたちに次々とインタビューした。同時に自分の研究室でも調査を続け、科学的な確証を得るべく文献を探し回った。そして友人――アンディ・マクナブ――に実験もした。

影響を構成するジグソーパズルのピースすべてが集まった時点で、私は科学的な証拠と、それほど科学的ではない証拠の両方を慎重に検討した。そしてそれらの証拠を、いくつかの共通のテーマに分類していった。

こうして私が発見したのが成功の根本原理だ。説得の五大要素（第七章で説明するＳＰＩＣＥのこと）で構成される、簡潔な影響モデル。これに従えば、どんな状況でも絶対に失敗しない。

形勢逆転どころではなく、一発大逆転の勝利が可能だ！

『瞬間説得　その気にさせる究極の方法』に続く『サイコパス　秘められた能力』で、私は持論をさらに進化させた。

サイコパスが自分の望む物を手に入れることに長けているのだとしたら、それは具体的にどんな方法によるものなのだろうと考えたのだ。

また、その方法に見られる狂気の背後には、どんな心の闇が渦巻いているのだろう？

その答えを見つけるために、私は以下のような、考えうるあらゆる分野で活躍するサイコパスにインタビューした。

- 氷のように冷淡なヘッジファンド・マネージャーから冷静沈着な脳神経外科医まで
- 口達者な法廷弁護士から冷酷なＣＥＯまで
- 残虐非道な殺人鬼から特殊部隊の兵士まで

この結果、サイコパスの心理について、広大で迷宮のような地下鉄マップが出来上がった。サイコパスという人格は、蛇と梯子のすごろく（蛇と梯子は欧米で古くから親しまれているボードゲーム。たとえば蛇と梯子の部分に止まると、そこから反対の先端部までジャンプできる）のようだ。たくさんの梯子と蛇が四方八方に伸びたり、つながったりしている！

しかしかなり多くの読者が、これだけでは満足しなかった。『サイコパス 秘められた能力』は、科学を一般の人々にわかりやすく解説した本だと指摘された。自己啓発本とは見なされなかったのだ。

あの本は〝サイコパス観光局〟のなかなか出来のいいパンフレットではあったが、誰もが「サイコパスのような能力を得る」ための、わかりやすい段階的なハウツー本にはなっていなかった。つまり、自らの「内なるサイコパス」を手なずけて、日常生活で成功するためにサイコパスの法則を使用する方法は説明されていなかったのだ。

もちろん、私はそこまでしようとは思っていなかった。

しかし突如として、まさしくそうした本への需要、〝実践〟するためのニーズが発生した。

特に圧倒的な需要があると思われるのは、私が『サイコパス 秘められた能力』の執筆中に学んだ重要事項をまとめた、シンプルで実用的なガイドだ。人々が求めていたのは、たとえば次のような毎日のありふれた状況でどう行動すべきかの具体的で大胆なアドバイスだったのだ。

●ひどく混んだバーで最初にお酒にありつくためにはサイコパスの法則をどう使うか？

●無償アップグレードをしてもらうためには〝サイコパス・メソッド〟をどう使うか？

●仕事に就くため……つまり面接官を落とすためには、自分の内なるサイコパスをどう手なずけるか？

本書、『サイコパスに学ぶ成功法則』は、こうした要望に応えるために出版された。
ここには以下のような内容が含まれている。

●世界中にある最先端の心理学研究所による、ニッチで超最新の科学的な研究結果
●楽しみながら新たな発見ができる七大行動原則チェックシート
●イギリス陸軍で勲章をもらった超有名兵士による、特殊部隊の諜報活動で培ったヒント

これらを組み合わせて提示するのは、

●役に立つ
●ウソのない
●実践しやすい

成功のためのレシピだ。想像しうるあらゆるシチュエーションで有効なレシピだ。
さらに想像しえないようなシチュエーションでも有効だ！

加えて、次のようなことまでわかってしまう。

●保険を売るには、なぜ午後八時がベストの時間なのか
●冷水シャワーが、なぜ昇給に役立つのか
●自分がどれくらいよいサイコパスか

加えて、銃をどうやって撃つかだけでなく、なぜ銃が発射されるのか、つまりどうしたらサイコパスのようになれるかだけでなく、なぜサイコパスがサイコパス的な行動をするのかまで学ぶことができてしまう。

では、成功への扉を開こう！

第二章　いいヤツ、悪いヤツ、サイコパス

血だ。不快な時もあるが、大概は心を静めてくれる。

——デクスター・モーガンの闇の声

サイコパスの特性を理解する

『サイコパス 秘められた能力』の出版以来、私はそれしか聞くことはないのかと思うくらい、いつも次の二つの質問をされている。

●サイコパス的な特性があると、本当に人生で得をするのでしょうか？

●もしそうなら、どうすれば実際の日常生活で少しでもサイコパスに近づけるでしょうか？

こうした疑問を持つのも、もっともだと思う。

「サイコパス」という言葉を聞くと、多くの人はすぐにテッド・バンディ（一九七〇年代に三十人以上を殺したとされるアメリカの連続殺人鬼）やハンニバル・レクターの姿を思い浮かべるだろう。メスを自在に操る天才外科医や、口が達者で他人を丸め込むのがうまい証券会社の社員、冷静沈着な特殊部隊の兵士を連想する人はまずいない。

しかし現実はだいぶ違う。

映画やドラマ、小説などでのセンセーショナルな扱いとは裏腹に、私を含む心理学者が「サイコパス」という言葉を使う場合には、この人格を構成する、いくつかの特性を備えた人々を指す。

その特性とは、以下のようなものである。

①冷酷
②恐怖心の欠如
③衝動性
④自信
⑤高い集中力
⑥重圧下での冷静さ
⑦精神的な強さ
⑧魅力
⑨カリスマ性
⑩共感度の低さ

⑪ 良心の欠如

こうした特性の一つ一つを〈人格〉という〝ミキシング・コンソール（複数の音声要素をそれぞれ加工、増減できる音響調整装置）〟上の操作ダイヤルとして、さまざまな組み合わせで上げたり下げたりするさまを想像すると、次のような二つの結論に達する。

1 ミキシング・コンソールのダイヤルの位置を固定して、どんな状況でも客観的に〝正しい〟というような設定は、おそらく存在しない。ドンピシャの設定というのは、常にタイミングと、どのような状況におかれているかに左右される。

2 1と同じ理由で、仕事や職業によってはその特性上、ミキシング・コンソールのダイヤルをノーマルな状態よりも少しばかり上げておかなければならないものがある。いわば〝緻密に調整されたサイコパス特性〟なるものを、ある程度必要としている職業があるということだ。平たく言うと、ミキシング・コンソール上のノブにもスライダーにも〝悪い〟ものはない。

悪いなんてとんでもない。

どのダイヤルも、ちゃんとした意味があって存在しているのだ。なぜなら

●ピッタリのレベルに合わされ、
●ピッタリの組み合わせに要素と順番が整えられ、なおかつ
●ピッタリの状況で操作されれば、

……一つ一つのダイヤルが音響全体の質を上げるからだ。ナマでは下手な歌手がCDではうまく聞こえるのはそのためだ。

成功する人格特性とは

ここで医学界、実業界、法曹界という、よく知られている三つの職業分野を例にとって考えてみよう。

まずどんな職業でも、成功するためには次の二つが必要である。

●才能——仕事をするために絶対に必要な一連の能力
●最適な人格——ある仕事をする能力を最大限に発揮するために必要な、人格を構成する特性の集合体

医学界の場合、才能と人格の組み合わせによっては、生と死を分けることになりかねない。

たとえば、外科医として成功するための能力、つまり手先がとても器用で、技術もあり、専門家としてのノウハウを備えているとしよう。しかしもし、患者に感情移入せずに冷静に手術できる能力がないとしたら、どうなるだろう。

これではうまく執刀《カットイット》することも、外科医として成功《カットイット》することもできない。

かつて私が話を聞いた脳神経外科医は、こう話していた。

「私が難しい手術にスリルを感じないといったら、嘘になるでしょう。手術は血のスポーツです。いつも安全なプレーばかりするのは、私の性分には合いません……でも緊急事態に恐怖で体が動かなくなるようじゃ、外科医は務まりません。戦いの真っ最中にパニックなんか起こしちゃいられません。どんな不測の事態になっても、一〇〇パーセントの集中力を目指さなきゃならないんです。感情を排して、自分の仕事に絶対の自信を持つ必要があ

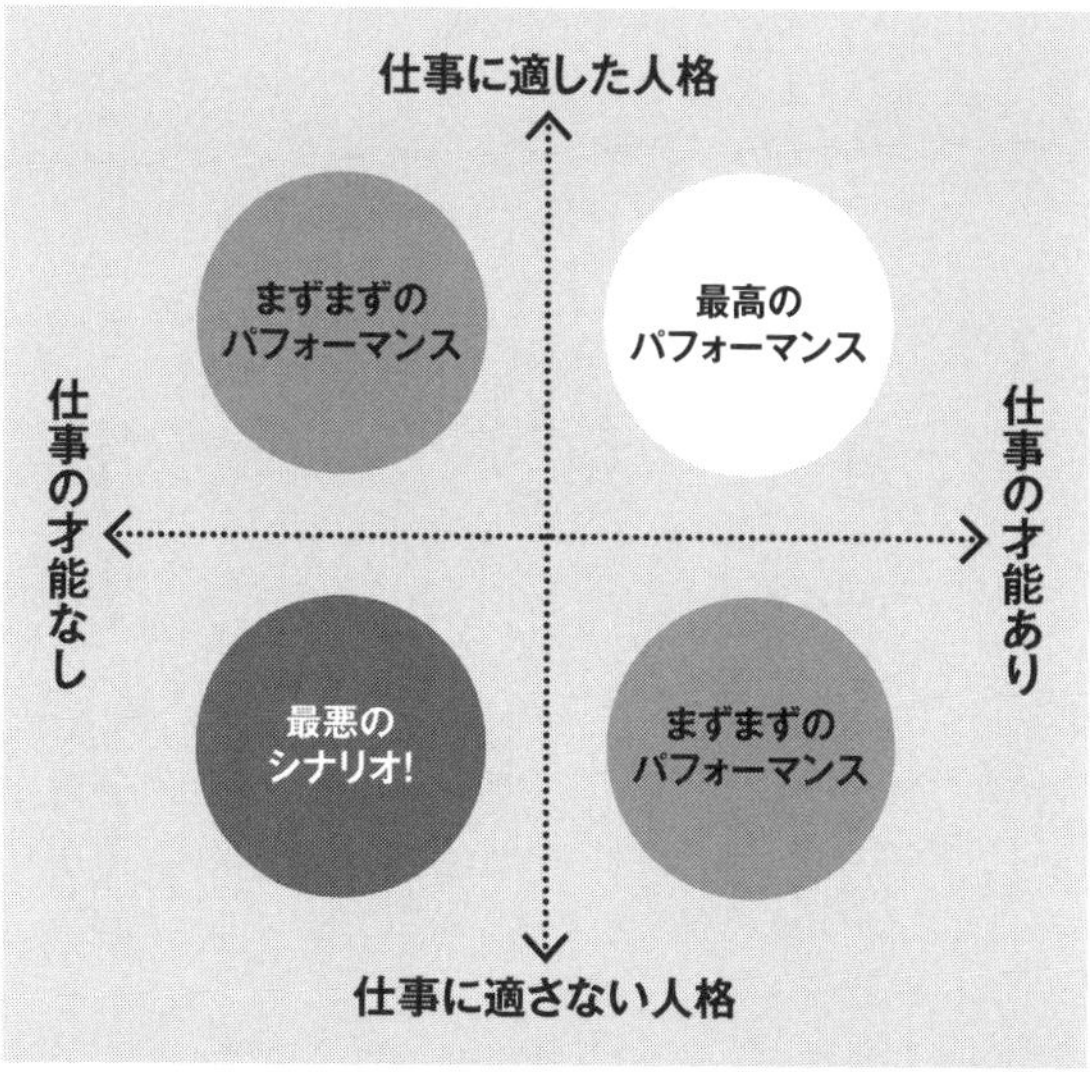

ります。

脳はさながら現代医療における外洋です。二十一世紀の脳外科医はその外洋を荒らし回る海賊、バカニーア（十七世紀後半に、カリブ海でスペイン植民地や商船を襲った海賊）なんですよ」

実業界であれば、生死云々という話にはならないだろう。だが企業人にとっては、利益を計上するか損失を出すかが生死にも増して重要な意味を持つ場合もある。

たとえば、もしあなたがトップクラスのCEOになるだけの戦略的および資金的な機知——高いモチベーション、将来を展望できる思考、市場動向を見極める勘——を持っているとしよう。でも役目をきちんと果たさない社員をクビにする冷酷さを持ち合わせていなかったら、どうなるだろう。

もしくは混乱を乗り切るために、重圧下でも冷静でいられる能力に欠けていたら？

あるいは、ここぞというときにはあらかじめ計算済みのリスクをあえて冒す、ビジネスには欠かせない度胸がなかったとしたら？

それでは、どれだけ頭が切れても失敗するだろう。

世界トップクラスのあるヘッジファンド・マネージャーは私にこう話した。

「あるとき、自分が最高の投資利益を出せるのは市場が混乱してパニック状態になっているときだということに気づいたんです。たとえば市場全体で利益が二〇〜三〇パーセントダウンしていた二〇〇八年に、私の利益は二〇パーセント上がっていました。周囲が慌てふためいてメチャクチャな状態のときでも、私は落ち着き払っています。逆にそういうときこそ、リラックスするんです。妙な話ですが、本当なんです。市場が安定しているときには、私の利益はごくごく平凡です。そういった状況では、私の特性は活きないんですね。市場が混乱すると私は冷静になるんです」

最後に、今度はあなたが腕利きの弁護士になれる才能——複雑に絡み合う事件の枝葉を秩序立てて理解する能力、雄弁によどみなくしゃべり続ける完璧な語り部としての能力、写真のようにすべてを正確に記憶する能力——を持っているとしよう。ただ、自己陶酔の気《け》が足りないとしたら、どうなるだろう。満席の法廷で人々の注目を一身に集めても、好戦的でいられるだけの自信がないとしたら。

これもやはり、うまくいかないだろう。

次は、私がインタビューしたある著名な王室顧問弁護士の話だ。

「情報は、電気が回路を流れるように脳を駆け巡ります。一番抵抗の少ない回路を通ってね。最高の法廷弁護士は、事件のすべての事実、つまり証拠のジグソーパズルのピースをうまく組み合わせて、陪審員の頭のなかに明確で矛盾のない絵を描ける人物です。

要するに検察側が提示する事件の全体像よりも、陪審員が信用できるような全体像を提示できる人物ということです。

これができる法廷弁護士は役者です。静寂に満ちた法廷で、スポットライトを浴びて堂々と振る舞うことができる、言葉の錬金術師たるパフォーマー……単にストーリーを語るだけの存在ではありません。本人もそのストーリーの一部になり切れる人物です」

もちろん実際には、いままで話してきたような職業に最適な人格の特性――手術という重圧があっても感情的にならずに冷静でいられる、ビジネスにおいて怖いもの知らずで冷酷になれる、法律に関して自信がある――を備えていなければ、そもそも手術室にも、証券取引所の立会場にも、法廷にも立つことはないだろう。手術用メスだの、合併だの、法衣だのとはまったく縁のない生活を送っているはずだ。

前述の職業に適した特性のすべては、サイコパスという人格の核を成している……そして連続殺人鬼や小児性愛者と、将軍や大企業家に共通する人格の特性なのだ。

殺すべきか、殺さざるべきか？

このような観察結果は、明白であるがゆえに私たちを動揺させ、また受け入れがたい気持ちにもさせるのであるが、同時に一つの非常に重要な問いを提示する。

まあ、実際は二つの問いになるのだが。

これは本書の中心テーマと存在意義の根幹にかかわる問いなので、話をさらに進める前に、いまここで解決しておくことにしよう。

●よいサイコパスと悪いサイコパスの違いは何か？
●同時に両方であることは可能か？

一つ目の問いの答えは非常に簡単だ。基本的によいサイコパスと悪いサイコパスの違いは三つある。これは私たちの社会環境を構成する、以下の重要な要素とのかかわり方の違いだ。

●他人
●社会生活における（異なる社会的状況にいる人々の間での）人間関係
●いわゆる世間一般

もっと具体的に言えば、そうした要素とどう付き合っていくか、ということだ。

この違いをまとめたのが下の表である。

また影響を構成するジグソーパズルのピースがどのようにしてピッタリはまるかを理解するために……。

付き合う相手	よいサイコパス	悪いサイコパス
他人に対して	他人には不当または必要のない危害を加えない。	他人を見境なく傷つけても良心が痛まない。
社会生活において	心理的に柔軟性がある。具体的には、ある状況で必要とされる事項に応じて自分の行動を制御できる。	ミキシング・コンソールのダイヤルは初期設定値が危険なほど高くなっており、その位置に固定され、ほぼ動かすことができない。
世間一般に対して	サイコパスという人格を社会の利益のために利用する。	自分以外の人間に対する自分の行動の結果に興味がない。
結論	サイコパスであることは才能	サイコパスであることは呪い

●よいサイコパスの法則を、法律を犯さずに応用する方法について……
●道徳の宇宙で、強烈な心理的重力によって心が歪むような重圧を受けながら……
●イギリスで最も有名な百戦錬磨の殺人者（アンディ）から！

ちょっとした指導もしてもらおう。


『ブラヴォー・ツー・ゼロ――SAS兵士が語る湾岸戦争の壮絶な記録』で、アンディはよいサイコパスと悪いサイコパスの違いを明確に示すこんな話をしている。

イラクの砂漠で敵陣に潜伏中、彼のパトロール隊はヤギの世話をしていた少年に発見される。

これはちょっとヤバいことだった。

潜伏場所から数百メートルの場所にイラクの高射砲があったのだ。もし少年をそのまま放っておけば、射撃手が少年の話を確かめに来るのは時間の問題だった。

このままではたいへんな窮地に追い込まれることになる。

しかし一方で、少年を殺すことを選んで、何らかの形で彼らの存在が敵に知られるような事態になったら――そのシナリオがどんな結果を招くかは想像に難くない。現地に設立された歓迎委員会が友好のために何をしたところで、少年の命が奪われるような事件があっては好意的に受け取られることは決してないだろう。

死体を隠したところで、なんの心遣いにもならない。

彼らは決断を下さなければならなかった。しかも即座に。それは隊長であるアンディの役目だった。彼らは少年の命を救って、自分たちの命を危険に曝すべきか？　それとも少年を殺して隠れ続けるべきか？

結果的に、彼らは少年を放っておく決断を下した。

そして捕まった。

アンディはそのときのことを、こう言った――「私たちはＳＡＳだ。ＳＳ（ナチスの親衛隊）じゃない」

しかし純粋に現実的な観点から見て、モラルの問題はとりあえず置いておくとしても、これは間違いなく正しい行動だった。

そして皮肉なことに、サイコパス的な行動でもあった。

これは明晰な思考で将来を見据えたよいサイコパスの行動と考えられる。悪いサイコパスの衝動的な殺人は犯さなかったのだ。

アンディがこのように決断した理由を知るために、サイコパスのミキシング・コンソールに話を戻して考えてみよう。この場合、少年を殺さないダイヤルの設定はどんなものか？　アンディによると、それはこんな感じになるらしい……。

「ああいう状況では、事態の全体像を考えなきゃならない。目先のことだけじゃダメだ。しかも瞬時に！　これはチェスみたいなもので、先の動きまで読む必要がある。あんなふうに少年と出くわしたら、パニック状態になっても不思議じゃない。でもパニックを起こすようじゃウチの連隊ではやっていけない。非生産的だからだ。

脳を時速百マイルで回転させている最中でも、任務遂行のためにその場ですべきことに集中しなきゃならない。当時の任務はあのあたりに埋まっている光ファイバーケーブルを探し出し、破壊することだった。

もし少年を潜伏場所に引きずり込んで殺していたとしたら、ずっと死体を持ったまま行動することになる。これはけっこうなお荷物だ。何しろ死体を運ぶんだからな。

もし私たちの安全を脅かしたのが犬だったら問題ない。殺して、血のついたサンドバッグに詰めて持っていく。潜伏の形跡は一切残らない。

もし敵に捕まっても、持っているのが犬の死体なら何の問題もない。でも子どもの死体だったら？説明のしようがない。子どもの死体を持っているなんてね。どこかの家の裏庭にコソコソと隠れて子どもを殺すなんて、誰に聞いたって許されることじゃない。

こういう場合には、まずすべてのメリットとデメリットを天秤にかける必要がある。今回は、苦渋の決断を下すことになったんだが、そのあとは何が起ころうとも、対処できると信じるしかない」

このような状況では、以下のダイヤルを上げる。

② 恐怖心の欠如

④自信
⑤高い集中力
⑥重圧下での冷静さ
⑦精神的な強さ
⑩共感度

以下のダイヤルを下げる。

①冷酷さ
③衝動性

以下のダイヤルは無用だ。

⑧魅力
⑨カリスマ性
⑪良心

これを行動に置き換えると、次のようになる。

●無差別に他人を傷つけるようなことを避ける
●その状況で求められていることに応じて自分の行動を制御する
●より広い枠組みで自分の行動の結果を考慮する

もちろんここでは、答えの出しようのない大きな問いが突きつけられている。それは、少年を殺すことが実際にアンディたちにとって得になっていたらどうなるか、というものだ。

これはあえて議論を進めるための問いなのだが、少年を殺しても彼らが任務を完了する、つまり〝絶対に〟無傷でシリア国境を越えられるということを、アンディが知っていたとしたらどうなるだろうか？

このような場合、ダイヤルの設定は変わるのだろうか？

私がこのことを聞くと、アンディは皮肉っぽい笑みを浮かべた。

「プロの兵士は、絶対なんてものがないことを知っている。生身の人間の戦いは科学では分析できない。科学なんて戦場には存在しない。〝たられば〟もない。残念だが、そんなものがあれば人生は死ぬほど楽だろうからね。戦況はあまりにも不安定で、あまりにも速く展開する。何が起こっているかを察知して行動するには、一瞬で脳ミソを使わなきゃならない。それほどすべてがあっという間なんだ。

ちょっとでも判断が遅れれば、使う脳ミソもふっ飛んでしまうんだ。戦場では、自分の行動はすべて自分の判断の結果だ。そうじゃなきゃならないんだ。

しかし――これは大きな〝しかし〟なんだが――もしあのとき、少年を殺すことで任務を、私たちがあそこにいた理由そのものである任務を遂行できて、全員が生きてイラクを出られるとわかっていたら、たしかに、あの少年への対応は変わっていただろう」

「冷酷さのダイヤルが二目盛りくらい高くなっていたってことかい？」私はほのめかした。

「私には自分だけでなく、パトロール隊の全員を生かす責任があった」アンディは感情を表さずに言った。

彼の薄水色の目は、一瞬にして冷淡になり、そして肩をすくめた。

「だから、そうだな。冷酷さのダイヤルはそれなりに上がっていたかもな」

よいサイコパスと悪いサイコパス

アンディが暗黙のうちに認めたように、生きるか死ぬかの状況では妥協することなく究極の解決策を選ばざるを得ないことが多い。また、そのような状況では運命の手によってミキシング・コンソールのダイヤルが日常生活ではきわめて危険とされるレベルまで上げられる可能性がある。このことによって、厄介で難しい問題が持ち上がる。

よいサイコパスと悪いサイコパスの境目は、ときに消えそうなほど薄くなり得るのだ。

そしてこのことによって、先ほどの二つの質問の二番目が導かれる。つまり、よいサイコパスと悪いサイコパス、その両方に同時になることは可能なのだろうか？

その答えは、間違いなくこうだ。

たぶん！

しかしなぜたぶん、なのかを理解するために、よいサイコパスであることが正確にはどういうことなのかをより深く掘り下げてみよう。

現在のところ、巷では同義と見なされることの多い二つのサイコパスの分類がある。

それはこの二つだ。

機能的なサイコパス ＆ 成功したサイコパス

だが同義だなんてとんでもない。実際この二つはまったく違う。というか、違うものになり得る。脳のなかにある人格収納庫の奥で渦巻いている、その他のものによって変わってくるのだ。

では、この二つの分類をもう少し詳細に掘り下げて、それが本当に意味しているものをもっとよく見てみよう。これで明らかになる事実は、世のなかの大多数の人にとってごく普通のことだと私は思っている。なぜなら人というのは、自分の仕事に必要な才能に恵まれなかった場合には、成功の階段を上るために嘘をつき、人を欺き、自分の力を誇示し、不正も平気で犯すことができるからだ。

トップに登りつめる人間には二種類いるという。才能に恵まれた最高の人物と、才能に恵まれずにあらゆる不正を働く最低の人物だ。

この意見はまったく正しい。

でも私にとってさらに興味深く、おそらく多くの人々にとって驚きとなるだろうことは、もしある仕事をするのに必要な能力を持っているのであれば、サイコパス的な特性の一部は、先ほど医療、法曹界、実業界の分野で見てきたように、実際にその能力を高められるということだ。

つまり、以下の二つのことが言える。

①サイコパス的な特性は、出世を後押しする。つまりあなたの人生を成功に導くことができる。
②サイコパス的な特性は、もともと持っている才能を増幅させる。つまりあなたを機能的にする。

この二つは、いつもセットになっているわけではない。

新聞を開いても、テレビをつけても、私の言っていることはすぐにわかるだろう。実際に思いつく限りあらゆる職業において、悪くてずる賢くて堂々としているサイコパスは他人を押しのけ、脅迫し、陥れ、おべっかをつかって、自分の仕事に対する能力のなさを隠して、自分が選んだ職業でトップへとのし上がっていくことができる。

そんな人間は絶大な権力を巧みに行使するだろうし、それは成功と見なされるだろう。

しかし、果たしてそれは機能的と言えるだろうか？

もちろんノーである。

映画『ウォール街』でゴードン・ゲッコーは一九八〇年代の典型的な資本家サイコパスとして、

ゲッコーを顧客にしようと強引にやって来た証券マンに対してこう言い放つ。
「君は私の会社に押しかけてきた。だが問題はずっといられるかどうかだ」

機能と成功の関係性

だからよいサイコパスであるということは、必ずしも成功するサイコパスであるということではない。この二つを同じものと考えるのは、表面的なレベルで犯しがちなイージーミスだ。でもまったく違うもの、というわけでもない。

たしかに、よいサイコパスの多くは将来的に成功する。しかしそれは、悪いサイコパスも同じだ。

これを忘れてはならない。

成功するサイコパスになるためには、必ずしもよいサイコパスである必要はない

でも他にも、まだ忘れてはならないことがある。物事はそんなにシンプルではないということだ。よいサイコパス、悪いサイコパス、そして機能と成功の関係は、少なくとも次の二つの要素に左右される。

●知能レベル
●暴力傾向

ここからが、面白いところだ

私の言いたいことをわかりやすくするために、下のシンプルな表を見てほしい。では表中の右上の欄から時計回りに説明しよう。

1 あなたが次のような条件を備えているとしよう。

●サイコパス
●恵まれない家庭に生まれる
●知能が低い
●暴力的

これでは正直なところ、将来は前途洋々とはいえない。ケチな強盗犯とか、ギャングの用心棒とか、そんな程度で終わるだろう。

いずれにしても刑務所に直行、ということになりそうだ。

才能と環境：サイコパス的な特性が役に立つときと立たないとき

サイコパス	知能が高い	知能が低い
暴力的	4. 機能的　成功する （例：特殊部隊、犯罪組織のボス）	1. 非機能的　成功しない （例：強盗、用心棒）
非暴力的	3. 機能的　成功する （例：弁護士、外科医、CEO）	2. 非機能的　成功しない （例：軽犯罪者）

2 暴力の要素がなくなったところで、あなたの将来はほとんどましにはならない。あなたがなるのは

- コソ泥
- 三流の詐欺師
- ヤクの売人
- ポン引き

あるいは、高い確率でこの四つすべてになる。そしてやはり、結構なスピードで刑務所に入る。

3 今度は次のような条件だとしよう。

- サイコパス
- 生まれつき暴力的ではない
- 恵まれた家庭に生まれる
- 知能が高い

こうなると話はガラリと変わってくる。

ロイター通信の見出しでかつて有名になったように、あなたは他のどの場所でもなく、金融市場で、殺人《キリング》ではなく、大儲け《キリング》をする可能性が高いということになる。

4 最後に、もしあなたが
- ●サイコパス
- ●知能が高い、そしてさらに
- ●暴力的

……だとしたら、多くの一風変わった職業があなたを待っている、かもしれない。

ジェームズ・ボンド対ゴードン・ゲッコー

もう少し具体的なイメージを持ってもらうために、有名な映画の登場人物で考えてみよう。

下の図の右上は、よくてよい男だ。彼らは機能的なサイコパスで、社会の利益になるよう行動している。代表的なキャラ

二つのよいと二つの悪い：サイコパスの四タイプ

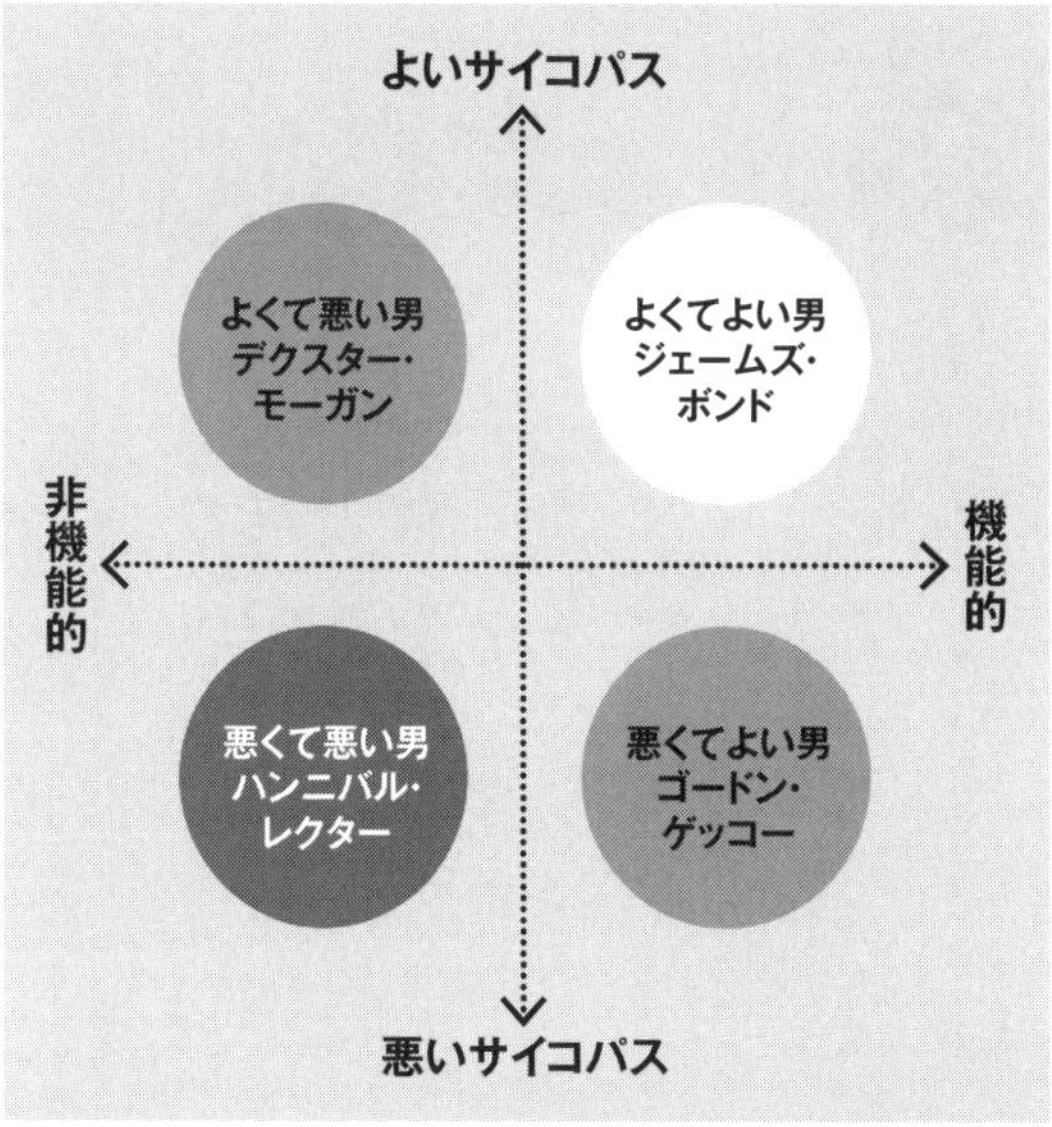

クターとして選んだのはジェームズ・ボンドだ。

ボンドは山の斜面を豪快にスキーで滑り降りる。飛び石のようにワニの背中を踏み台にする。真夜中に世界一堤高の高いダムからバンジージャンプをする。コンセントにつながった電気製品をバスタブに投げ入れ、敵を感電死させる。

ボンドは絶対に死なないスパイ界の吸血鬼だ。罪の意識という鏡で自分の行動と向き合うこともなければ、たとえ命の危険があってもその派手な立ち回りに死の影はない。彼は氷のような知性の象徴であり、優雅さと残酷さにかけては最高権威だ。そのユニオンジャックを背負った英国的頭脳は、映画史上、神経化学的に見て最も機能的なサイコパスの特性を備えている。

しかもすべては女王とイギリスのためだ！

ボンドとは対照的なのが、図の右下の悪くてよい男だ。これは機能的なサイコパスで、一九八〇年代の天才的な投資家、ゴードン・ゲッコーが相当する。彼は自分のためだけに〝機能的〟になる。

しかしこの分類のサイコパスは、その気になれば他人のためにも〝機能的〟になることができ、公共の利益のために行動できる。

だが問題は、その気にならない。

ゲッコーは無慈悲な企業買収を生業とする投資家で、企業を乗っ取るやいなや実入りのいい資産を売り払い、残りは従業員ともどもバッサリと切り捨てる。まるでビジネス界のリオネル・メッシだ。小柄ながら相手ディフェンダーを翻弄するメッシのごとく、ゲッコーは法人株主たちを手玉に取る。

カリスマ性のある彼は、映画の株主総会の場面でこんな言葉を吐く。

「言葉は悪いかもしれませんが、〝欲〟は善です。〝欲〟は正しい。〝欲〟は導く。〝欲〟は物事を明確にし、道を開き、発展の精神を磨き上げます……」

ゲッコーは精力に満ちあふれている。

「昼飯？　あれは有象無象《うぞうむぞう》が食うもんだ」

そして金を稼ぐことに関しては、どう猛な闘犬のように無慈悲だ。

「不適格者は排除すべきです」

そんなゲッコーが、自分以外の誰かを気にしたことなどあっただろうか？

まったくの皆無である！

ハンニバル・レクター対デクスター・モーガン

時計回りに進めていこう。今度は縦の境界線を越えて非機能的の分類に入る。

ここにいるのはハンニバル・レクター。殺した相手の肝臓を食べた話をして気味の悪い音を発する、悪くて悪い男の典型にして象徴ともいえる存在だ。

ほれぼれするほど邪悪で、無感情に悪を楽しみ、月末の金曜日に金を取り立てに来る悪徳金融業者よりも凶暴なレクターは、それでいてぞっとするほど冷静だ。

彼の心拍数の最高値は八十五。これは看護婦を襲った直後……彼女の舌を咀嚼していたときに測定されたものだという。

しかしレクターの上の欄、よくて悪い男の分類に進むと話は別だ。ここにはデクスター・モーガンが入る。米国のテレビドラマ『デクスター～警察官は殺人鬼』の主人公で、血液飛沫の分析を専門とする警察の鑑識官にして、食品用ラップを愛する連続殺人鬼。おそらく彼なら殺人の最中に〝ゴミを片付けている〟とでも言うのだろう。

デクスターは最も愛すべき連続殺人鬼だ。彼は私たちの心の奥底に潜む、他人の死を楽しみたいという願望を満たすと同時に、法で裁ききれない殺人犯を始末して私たちを死から守ってもいるのだ。

そう、彼は残虐で、野蛮で、ケダモノだ。しかし同時にまっとうで、控え目で、洞察力がある。デクスターの魅力が薄れないのは――いくらテレビドラマとはいえ、連続殺人鬼が七年も活躍し続けるのはかなり長い――これはデクスターという一人の人間が善と悪の両方の世界を体現しているからだ。

デクスターは、よいサイコパスと悪いサイコパスが混在する存在なのか？　一つ確かなことは、デクスターは〝心〟の底から、いいことだと思って殺人をしているということだ。

サイコパスとは、サイコパスであるかないか、ではない

ここまで本章では、以下のような多岐にわたる内容を扱ってきた。

- ●サイコパスであるということが何を意味するかを正確に考察してきた
- ●サイコパスにまつわる、よくある誤解が間違っていることを証明した
- ●よいサイコパスの概念を紹介した
- ●よいサイコパスになるのがどういうことかを正確に説明した
- ●よいサイコパスと悪いサイコパスの特性を比較した
- ●一人の人物によいサイコパスと悪いサイコパスが共存する場合のありようを検討した

ボンド、デクスター、ゲッコー——典型的なサイコパスをめぐるこの周遊《ツアー》はお楽しみいただけただろうか。この旅によって、読者の皆さんにサイコパスの地図を読み解く基本的な能力が身についているとよいのだが。そうすれば方向を見誤ることなく、この先の道を進んでいけるだろう。

しかし次の段階へと進む前に、現在、世界中のサイコパス研究家たちの間で巻き起こっている、熱い科学的論争について語ろう。

それは、サイコパスであるということが、火星人であるようなものなのか？　という問いだ。火星人か、そうでないかははっきりと区別できる。それとも、サイコパスは身長が高いとか低いとか、そういう程度の問題になるのだろうか？　たとえばすごく背が高い、そこそこ高い、またはぜんぜん高くない、といったように。

この問いに対する答えは、ここ数年で何度か変わってきている。それほど遠くない昔には、火星人的な方向でコンセンサスが形成されていた。つまり一般的には、人はサイコパスであるか、ないかに明確に分類できると考えられていたのだ。この考え方はハンニバル・レクターやパトリック・ベイトマン（アメリカの作家ブレット・イーストン・エリスの小説で映画化もされた『アメリカン・サイコ』に出てくる連続殺人鬼）を典型的なサイコパスとして選べば、納得できるように思う。

かつてサイコパシーは、照明のスイッチのように考えられていた。スイッチは、常にオンかオフの状態にある、と。そんなわけで、オンの人とそうでない人との違いは一目瞭然であった！

しかし最近の科学者は、この状態をちょっと異なる〝照明〟として考えるようになっている。サイコパシーは、オンかオフかではなく、目盛りが高いか低いかに近いと考えているのだ。

現在の考え方では、〝サイコパシシティ（サイコパス度）〟は調光スイッチにたとえられる。

そして私たちは、その程度を示す矢印の位置がそれぞれ違うのだ。

自分の設定位置がどのあたりかは、本章の最後にある簡単なテストをやっていただければわかる。

ここまで照明をたとえに使ってきたが、光はサイコパス的な特性によく似ている。光はプリズムで分光すると七つの構成色に分けられる（これが虹だ）。一方でサイコパスという人格も、心理統計分析※にかけると、いくつかの下位特性に分解される（そんなわけで、私たちのサイコパス・ミキシング・コンソールのダイヤルが存在するわけだ）。

こうした特性（①〜⑪）は、先ほど説明したように、それぞれが高または低に回すことのできる各調光スイッチと接続されており、言うまでもなく、このシステムで大きな役割を果たしている。

このチャンネルのダイヤルをすべて最大にすると、回路は過負荷の状態になる。で、めでたく懲役三十年を食らうことになる。

しかし、本章の冒頭で説明したイラクの砂漠でのアンディに見られたように、状況によって一部のダイヤルを高に、一部を低に回すことができれば、メソッド・サイコパスとでもいえるものになれる。これならレクターやベイトマン、デクスターとは違った形で大成功を収めることが可能だ。

現在は、サイコパスであるかないかは単純なイエス、ノーでは答えられないという、新たなコンセンサスが形成されつつある。白か黒かの問題ではないのだ。

これは地下鉄の路線図で示される料金ゾーンに少し似ていて、サイコパシーは内側から外側へとその強度が下がっていく。

中心部にある一番強い部分の住民はほんのわずかだ。

※訳注：心理統計（学）とは、ある特定の才能または能力のグループを、そうした能力を構成するさまざまな要素間の統計的な関連を分析することによって、下位要素に分類する数学的な手法である。たとえばIQテストの得点が、数学的な能力、言語能力、空間認識能力、推論能力を測定する質問の各得点で構成されるのと同じである。

つまり……どういうことか？

サイコパスと聞いて、誰もが思い浮かべるのはハンニバル・レクターだろう。しかし現実には、サイコパス的であることは、必ずしも連続殺人鬼になることや、法律を破るということを意味するわけではない。

実際、臨床心理学におけるサイコパスは、冷酷で、恐怖心がなく、自信家で、魅力的で、カリスマ性があり、衝動的で、説得がうまく、精神的に強いという一方で、良心と共感を欠いているという、そうした特性の集合体としての人格を持つ人物、ということになる。

たしかにこうした特性は、斧で人を殺そうなどというときには役立つだろう。だがこの同じ特性は、法廷でも、証券取引所の立会場でも、戦場でも、手術室でも役立つのである。すべては人格に他のどのような特性が含まれ、どう働いているかと、生まれた環境次第なのだ。

もう一つ、サイコパスに関する誤解は診断にかかわるものだ。多くの人は、サイコパスはそうであるかないか、二者択一だと考えている。しかし実際はそれほど単純ではないことを示唆する証拠がある。サイコパシーは、スペクトラム上に存在している――たとえば身長や体重のようにさまざまな程度で存在している――のである。

たしかに自分が死ぬかもしれないような場面では、人は自分のなかに連続殺人鬼的な、斧で人を殺してしまうような特性を発見するかもしれない。しかし同時に、私たち全員にはこのサイコパスのスペクトラム上のどこかに自分のポイントがあるのだ。こっちのサイコパス的な特性は高く、こっちのサイコパス的な特性は低めになっているというふうに。そして一部には、そのダイヤルの多くが右に、つまり高めになっている輩《やから》もいるということなのだ。

しかしダイヤルのすべてが右に――ついでに言えば、もしくは左に――振り切れているのでなければ、それほど心配することはない！　たとえダイヤルのすべてが目一杯高または低になっていたとしても、心配する必要はまったくないのだ。

ただしこれは、そのダイヤルが最大値で固定されていなければ、の話だ。

固定されている場合には……おそらく問題だ！

ただ忘れてはならないのは、ある一つの設定のみを取り上げて、それが悪いとは言えないということ。よいか悪いかは、そのときの状況次第だ。

ということで、まずはあなたの全般的なサイコパシー・ダイヤルがどのへんに位置しているのか、その総合評価から始めよう。

そしてそのあとのページで、あなたが人生で望んでいる成功を手に入れるために、あなたのミキシング・コンソールのダイヤルを微調整する方法をお教えしていくことにしよう。

あなたのサイコパス度は？
診断テスト 1 ➡判定は308ページ

以下の内容について、同意または否定する程度を選べ。強く同意する場合には3ポイント、同意なら2ポイント、否定は1ポイント、強く否定は0ポイントだ。すべてのポイントを合計して、自分がサイコパス・スペクトラムのどのあたりにいるか、確認しよう。

0強く否定／1否定／2同意／3強く同意

質問	0	1	2	3
❶事前に計画を立てることはまずない。行き当たりばったりの人間である。	○	○	○	○
❷バレない限りは、浮気も平気でする。	○	○	○	○
❸ウマい話があれば、前々からの約束も平気でキャンセルする。	○	○	○	○
❹動物が傷ついたり、苦しんでいるのを見ても、まったく気にならない。	○	○	○	○
❺スカイダイビングや、車をガンガンに飛ばすこと、ジェットコースターに乗ることが好き。	○	○	○	○
❻自分がほしいものを手に入れるためには他人を踏み台にしても心が痛まない。	○	○	○	○
❼人を説得するのがとてもうまい。他人を自分の望むように行動させる才能がある。	○	○	○	○
❽一瞬で決断できるので、危険な仕事が得意である。	○	○	○	○
❾他人がプレッシャーで潰れてしまうような状況でも平静でいられる。	○	○	○	○
❿自分が他人をだませたなら、だまされるほうが悪いと思う。	○	○	○	○
⓫何かうまくいかないときは、自分のせいではなく、他人のせいである。	○	○	○	○

第三章　よきサイコパスになるための宣言《マニフェスト》

偉大な人間は炎のなかで鍛え上げられる。
その炎から火をいただけるのは、より劣った人間の特権である。
――ドクター・フー

★バス停《バスストップ》での葛藤《バストアップ》――あなたならどうする?

寒い嵐の夜にツーシーターの車を運転していたあなたは、以下の三人が帰宅しようとバス停で待っているのに気づいた。

●明らかに具合が悪そうで、病院に連れていく必要のある、かなり高齢のおばあさん
●かつて自分の命を救ってくれた旧友
●あなたが何年も夢見てきたような運命の相手

車にはあと一人しか乗せられない。あなたなら誰を選ぶ？

選択肢は次の三つだ。

●おばあさんを乗せて、命を救う
●かつて助けてもらった恩返しで、旧友を選ぶ
●その場で何かしなくては二度と会えないかもしれない運命の相手を選ぶ

さて、あなたならどうするだろう？

これは投資銀行で働く人のイニシアチブ（独創性や自発性）を見るためのテストだ。

はたして正解は？

私が聞いたところによると求められていた答えはこうだ。

まずばあさんを車でなぎ倒し、救急車に来てもらって悲惨な状況から救う。次に運命の相手から電話番号を手に入れる。そして旧友を車に乗せてビールを飲みに行く。

これが完璧な投資銀行家の特性である。つまり、冷酷で、合理的で、昔よくしてくれた旧友にも忠実ということだ。

逆に不正解は、「おばあさんを病院に連れていって、バス停で運命の相手と旧友を二人っきりにすること」である。これは私たちがどれだけ簡単に目の前のやるべき重要事項から気をそらされてしまうか、どれだけ絶好ののチャンスをふいにしてライバルを優位に立たせているかを示している。

冗談のような話だが、投資銀行の社員には前述のような特性が必要だということだ。

私なら、「旧友に車のキーを渡して、おばあさんを病院に送らせる。自分は残って運命の相手とバスに乗り、家まで送る。その間に彼女の携帯番号を手に入れる」――これなら少しは常識的だろう。精神障害者として一生、病院に閉じ込められることもない。

しかし、投資銀行家としての適性はどのくらいになるのだろうか？

切り抜ける努力を続けることが肝心

道徳上のジレンマを突きつけるイニシアチブ・テストの問いは、非サイコパスの人間がいかに人生を生きていないか、いかに自己の利益を追求していないかを鮮やかに示している。

自分の望むものを手に入れるのは何も悪いことではない。でも、だからといっておばあさんを車でひくだろうか？　これは冷酷なんてものではない。悪意に満ちていて、頭がカラッポなだけだ。

こんな頭のカラッポさは、この本で扱うことではない。本書は、ときに困難ではあっても、あくまでルールの範囲内で自分の望みをかなえる方法を主眼にしている……とはいえ、たしかにグレーゾーンも存在する！

あれはニューヨークの地下鉄、Ｆラインに乗ってマンハッタンまで行ったときのことだ。ある店に行くつもりだったのだが、そういえばどこの駅で降りるんだっけ、とはたと気づいた。

車両はギュウギュウ詰めだったので、座っていた私は、目の前に立っている男性に聞くことにした。

「次の駅だ」彼は答えた。

「ありがとう」そう言って私は席を立った。

すると彼がその席に座った。

そしてこう言ったのだ。「ホントのところ、あんたの降りる駅は34丁目ヘラルド・スクエア駅であと五つだ。でもいいよな？　俺は足が死ぬほど痛いんだ！」その車両にいた全員がどっと笑いだしたので、私にはぐっとこらえる以外に選択肢はなかった。34丁目駅に着くまで、どれほど長く感じたことか。

果たしてこの男性はルールの範囲内で行動したと言えるだろうか？　これは判断の難しいところだ。たしかに彼はまんまと私をだました。それは間違いない。しかし振り返ってみて、私はこう自問せずにいられなかった。

いまの時点でよくよく考えてみて、ニューヨークの地下鉄で座っていられたはずの何分間かを立たされるという屈辱と不都合は、その見返りに私が得たもの　以来ずっと、こうやって話のネタにしていること――に見合っていたと言えるのか？

あれはよいサイコパスではなく、厚顔無恥なサイコパスになるための反則技習得速成コースだったのか？

私はそうだったと思う！

こんな質問をしてくる人もいる。彼の行動が自分のためではなく他人のためだったとしたら、あの仕打ちをもう少し好意的にとらえられるのではないか、と。たとえば、私が立ったあとにおばあさんを座らせるとか、だ。

座らせるのは運命の相手でもいい。

親友でも。

でも私はそうは思わない。もしあれが彼にとってはちょっとした冗談だったのだとしても、私から見れば少しばかり上から目線すぎる。少し傲慢すぎだ。ちょいとばかり図に乗りすぎだ。

それに、**厚顔無恥なサイコパス**であるならば、彼のやったことなど手ぬるい。取るべき正しい行動は、まず座っているおばあさんを床にたたきのめして、運命の相手をその席に座らせて電話番号を手に入れ、次の駅で降りて友人と祝杯を挙げることだ。

おっと。ひょっとしたら私は、あまりにも多くの投資銀行家とお近づきになりすぎたのかもしれない。

初めてアンディに会ったときに、彼の放った一言はいまも私の心に突き刺さっている。

「どんなことだって切り抜けることができる。そうしようと努力している限りはな」

彼は正しい。

肝心なのは、切り抜ける努力を続けることなのだ。

よいサイコパスのイデオロギー・カクテル

何事も誰かが取り組んでやり遂げるまでは不可能だが、あるとき突然、可能になる。

つまり可能か不可能かは、現実を一瞬で変えられるハリー・ポッターの呪文で決まるものではない、ということだ。実際は、その真逆だ。現実が可能か不可能かを決めるのだ。何かが可能か不可能かは、それについて私たちが何をするかに非常に大きく左右される。これはとても勇気をもらえる考え方だ。

そしてこれは哲学でもあると私は思う。**よいサイコパス**であることのすべてが詰め込まれた哲学だ。私たちが本書で提示するのは、成功のレシピではない。あなたが成功の階段を登るために役立つ実践的なマニュアルだ。

つまり人生の哲学。

それこそが本書である。

ではそれは、正確には一体どんな種類の哲学であるのか？

その根拠はどこにあるのか？

本章ではこのあと、よいサイコパスの哲学の土台となっている倫理的、文化的、学問的な伝統――つまり、私たちが提唱するこの生き方の理論的な基礎――を簡単に説明しながら、上記の疑問に答えていく。この結果導き出されたイデオロギーのカクテルに、あなたは驚くかもしれない。それは快楽主義、実存主義、ユダヤ教およびキリスト教に共通の思想が混ざり合った想像を超えたブレンドなのだ。

しかし一方で、哲学的な解説などいらないという方もおられるだろう。カクテルのレシピにはあまり興味がなく味のみに興味がある方は、このあとの数ページは読み飛ばしてくださってかまわない。考えることが少なければ、より早くカクテルにありつけるというわけだ！

人は母親のお腹の中にいる時からサイコパスである

ではレシピの検討は古代ギリシャから始めるとしよう。正確に言うと、ある古代ギリシャ人だ。哲学者のエピクロスである。

紀元前三世紀に、エピクロスはいまでは当たり前になっている概念を広めた。これは人生を送る上で、私たちには主に次の二つの動機づけがあるという考えだ。

- ●快楽の実現
- ●苦痛の回避

この二つの動機づけは、人間だけに限られたものではない。実際、エピクロスの考えはあまりにも根源的であるため、最も原始的なレベルの生命にも当てはまる。たとえば高倍率の顕微鏡をのぞいてみれば、単細胞の微生物でさえ報酬刺激に向かうように動き、危険刺激（鋭い探針など）から離れるように動くことが観察される。

このように苦痛よりも快楽を優先させることを、エピクロスは快楽主義と名づけた（語源はギリシャ語で喜びを意味するhedonismus）。現代人なら最もマゾっぽい人でも、根は快楽主義者だ。それだけでなく、実のところ私たちは人生のかなり早い段階から快楽主義者なのだ！

ではその一例を示そう。

ハーバード大学の生物学者、デイヴィッド・ヘイグは、ある通説をデータに基づいて覆すべく、数年を費やしている。それは母親と胎児が妊婦向け雑誌の表紙のように幸せそうで無邪気なバラ色の関係にある、という通説だ。

実を言うと、母親と胎児はまったくそのような関係にはない。

妊婦の血圧が危険なほど高くなる子癇前症《しかんぜんしょう》（妊娠高血圧腎症とも言い、以前は妊娠中毒症と呼ばれた）は、残酷にも、まさに胎児のクーデターによって引き起こされている。胎盤は母親の血流に攻撃をしかけ、ある本の表現を借りれば、冷酷にも生物学的な強奪を開始する。これは生きるために栄養を奪う、子宮内の詐欺行為なのだ。

私は何も、赤ちゃん版ゴードン・ゲッコーの話をしているのではない。これは私たちすべてに当てはまることだ。

子癇前症の前兆は、産科医にはよく知られている。胎児があるタンパク質を母親の血中に放出すると、母親は比較的血圧の低い胎盤に多くの血液を送らざるを得なくなり、これによって多くの栄養分が胎盤に供給される。

これは母体に対するまごうことなきペテンであり、たちまち母親の命を危険にさらす。胎児のイカサマ行為はまだある。胎児が放出する胎盤性ラクトゲンは母親のインシュリン効果を中和し、これによって母親の血糖値が上がって胎児により多くの栄養が供給されるのだ。

つまり、胎児ほど残酷な存在は他にいないということだ！

胎児は間違いなく盗みを働いているし、その結果どうなるかなんて気にもしていない。

アンディにこの話をすると、にっこり笑ってこう言った。

「だったらヤツらはサイコパスってことだな」

人は生まれる前から完璧なサイコパスが標準装備されている

エピクロスが観察から導き出した、人間は快楽の実現と苦痛の回避という自己利益の追求のために行動しているという説は、約二千年後の現在、科学的にも裏付けられている。私たちのすべてが、ありふれた二つの神経細胞が何とかつながった瞬間から、その追求に精を出していることを示す証拠が見つかっているのである。そしてそうした行動は、理論的には、私たちが幾分かは快楽を得る役に立っているはずなのだ。

まあ、少なくとも少しは気分がよくなる程度には。

悩める良心が安らぎを得られる程度には。

ところが、現実はそううまくはいっていない。

私たちは成長するにつれて、社会的な規範による重圧、そして私生活でも職場でも他人の感情を損ねてしまうのではないかという恐怖に悩まされるようになる。そのせいで自分の望むものを手に入れるという、殺菌処理される前の純粋な自己利益の追求は大きな重荷になってしまっているのだ。

私たちは人生を一変させるような重大な決断だけでなく、たいして意味のないことまでよくよく考えて……

あれこれ思案して……

じっくり検討して……

ためらう。

些細なことにも、重大なことにも、その間に位置するあらゆる重要度のことにも、迷いに迷うのだ。

私は処女作『瞬間説得 その気にさせる究極の方法』のなかで、先ほどのアンディのように、新生児とサイコパスの間に驚くほど多くの類似性があることを示した。これは当時、かなりの反発を招いた。最も激しく反応したのは、子どもを持たない読者だった！

赤ちゃんは対極に位置する無慈悲なサイコパスと同じくチャーミングで、人を操るのがうまくて、残酷で、何よりも自分を優先している、と私は書いた。そしてサイコパスと同様に、目を合わせて長時間、まばたきもせずに落ち着かない時間を過ごしたりもする。これは社会的な脱抑制行動（状況に対する反応としての衝動や感情を抑えることが不能になった状態）の信頼性の高い指標だ。

当時の私は、サイコパシーは自然な状態だと主張した。私たちはそういうふうに生まれついているのだ、と。この世界に生まれ出たその瞬間から、人間には将来の危険なミッションをやり遂げて、自然淘汰を生き延びるためのキットが備わっている。つまり自分の望むものを手に入れるための、黒帯詐欺師の手口が詰まったハウツー本などなどが入った、完璧なサイコパス・スターター・パックが標準装備されているのだ。

これは本当のことだ。

ただ、このパックがすでに子宮内で開封されているとは、当時の私は夢にも思っていなかった！しかし私たちが年齢を重ねるにつれて、事情は変わっていく。冷酷度は低下し、サイコパス的な恐れ知らずの特性は薄まっていく。

程度の差はあるが、愛され、罰を受け、教育され、さまざまな思想に感化されることによって、私たちが大人として自分の人生をコントロールし始める頃には、つまり成長して他人に自分のことを決めてもらうのではなく自分自身で決断を下す力を身につけた頃には、私たちは自分の利益のためだけに行動することが怖くてたまらなくなっている。

自分の行動による結果をまざまざと見せつけられ、凍りつく。

選択という、足のすくむようなヘッドライトに目がくらみ、混乱して立ち尽くす。

あれほど苦しい思いをして勝ち取った自由によって、機能停止に陥る。

不安は自由のめまいである

実存的恐怖という考えは、言うまでもなく、新しいものではない。これは古代ローマの哲学者たちにまで遡るものだ。

しかしこの考えに本当の意味で最初に着手し、腰を据えて明確化しようとしたのは、たっぷりとあごひげを生やし、月桂冠をかぶってトーガ（古代ローマで男性が公共の場で着た外衣）をまとっていた古代の偉大な哲学者ではなく、十九世紀のデンマークの哲学者、セーレン・キルケゴールだ。

彼の主張を簡単に説明すると、キルケゴールはある素晴らしいたとえを思いついたのである。彼は次のように説明している。まず、あなたが断崖絶壁の端っこに立っていると想像してみよう。

ここであなたは二種類の恐怖を感じるだろう。

一つは下に落ちるかもしれないという恐怖（きわめて当然だ）。

二つ目は自ら飛び込んでしまうかもしれないという恐怖だ。

これは、深淵に飛び込むか否かは、完全に自分次第だという恐ろしい自覚なのだ。

あなたには完全な選択の自由がある。

まさに目の回るようなたとえと調和させて、キルケゴールはこの恐怖を存在論（存在の意味や根本原理を問う哲学）的に、次のような気の利いた言葉で説明している。

「不安は自由のめまいである」

キルケゴールの主張によると、私たちは日常生活で個人的、道徳的、または金銭的な問題（だけではなく、他のあまたの問題）を崖の上で決めかねているときに、その種のめまいをいつも感じているのである。

しかし物事の壮大な成り立ちにおいて、これはたいした害にはならないと彼は考えた。というより、実際にはその逆で役に立っていると考えたのだ。

私たちは物事を決めかねることによって、あまりにも〝とっぴな〟ことはしなくなり、結果としてよこしまな衝動が抑えられ、世のなかはまともに保たれているのだと。

たしかに、不安のめまいは私たちを意気消沈させることもあるだろう。そのせいでうつ気味になったり、不安障害で本格的な心因性めまいを起こしてしまうかもしれない。

それでも通常は、デメリットよりメリットのほうが多いとキルケゴールは主張した。自由のめまいは私たちの自己認識を高め、個人としての責任、そして地域社会での責任の両方をより強く意識させることになる、と。

たしかにそうだが、悪い点もある。高い場所を極端に怖がるようになる人が出てくるかもしれない。それにもっと言えば、そもそも高い場所に登るのが怖くないとしても、頂上に着いて、ぜんぜん高くないのに飛び降りたくないという人も出てくるのではないだろうか？

問題は、正しいバランスを取れるかどうかにかかっているようだ。

不安のめまいを感じた私たちは、サイコパス・スペクトラムにおいて、先ほどの子宮内の胎児や新生児の人格とは反対の端まで来てしまう。
これではあまりに、リスク回避に傾きすぎてしまうのだ。

成功は才能と、その才能を生かす適切な人格の副産物

キリストの時代には銀行は存在しなかった。というか、現代のように私たちをないがしろにする巨大な多国籍銀行はなかった。もしキリストの時代に銀行がそんなことをやらかして、私たちが数年前に経験したような金融危機がローマ帝国を襲っていたとしたら、これから紹介する話は違う結末になっていたかもしれない。

しかしいまのところ、次に示すアンディが持ち出した途方もなく意外なたとえ話ほど、リスク回避、もしくは行き過ぎたリスク回避の失敗と、私たち一人一人がとにかく挑戦して自分の持てる最高の力を発揮しなければならないというモラル上の責任を、わかりやすく説明している話はない。

またこれは、西洋思想の歴史において、健全な考え方と不健全な考え方、つまり悲観的な態度と楽観的な態度に対する最も明快にして見識のある処遇の一つを描いた話でもある。

そしてキルケゴールの偉大な発想の本質を、ほぼ二千年も前に具体化している話なのだ。

以下に「才能《タラント》の寓話（旧約聖書、口語訳の25章 14節から25章 30節まで）」を引用する（古代の貨幣単位「タラント（talent）」を「才能（talent）」とかけている）。

これは旅に出る主人から、財産を預かった使用人の話だ。

また天国は、ある人が旅に出るとき、その僕《しもべ》どもを呼んで、自分の財産を預けるようなものである。すなわち、それぞれの能力に応じて、ある者には五タラント、ある者には二タラント、ある者には一タラントを与えて、旅に出た。五タラントを与えられた者は、すぐに行って、それで商売をして、ほかに五タラントをもうけた。二タラントの者も同様にして、ほかに二タラントをもうけた。しかし、一タラントを渡された者は、行って地を掘り、主人の金を隠しておいた。

だいぶ時が経ってから、これらの僕《しもべ》の主人が帰ってきて、彼らと計算をし始めた。すると五タラントを渡された者が進み出て、ほかの五タラントをさし出して言った。『ご主人様、あなたはわたしに五タラントをお預けになりましたが、ごらんのとおり、ほかに五タラントをもうけました』。

主人は彼に言った、『良い忠実な僕よ、よくやった。あなたはわずかなものに忠実であったから、多くのものを管理させよう。主人と一緒に喜んでくれ』。

二タラントの者も進み出て言った、『ご主人様、あなたはわたしに二タラントをお預けになりましたが、ごらんのとおり、ほかに二タラントをもうけました』。

主人は彼に言った、『良い忠実な僕よ、よくやった。あなたはわずかなものに忠実であったから、多くのものを管理させよう。主人と一緒に喜んでくれ』。

一タラントを渡された者も進み出て言った、『ご主人様、わたしはあなたが、まかない所から刈り、散らさない所から集める酷な人であることを承知していました。そこで恐ろしさのあまり、行って、あなたのタラントを地の中に隠しておきました。ごらんください。ここにあなたのお金がございます』。

するると、主人は彼に答えて言った、『悪い怠惰な僕よ、あなたはわたしが、まかない所から刈り、散らさない所から集めることを知っているのか。それなら、私の金を銀行に預けておくべきであった。そうしたら、私は帰ってきて、利子と一緒に私の金を返してもらえたであろうに』。『さあ、そのタラントをこの者から取り上げて、十タラントを持っている者にやりなさい。おおよそ、持っている人は与えられて、いよいよ豊かになるが、持っていない人は、持っているものまでも取り上げられるであろう。この役に立たない僕《しもべ》を外の暗い所に追い出すがよい。彼は、そこで泣き叫んだり、歯がみをしたりするであろう』。

（マタイによる福音書、口語訳、第二十五章、十四節〜三十節、NIV「新国際版聖書」より）

この残酷なまでに単純な物語は、キルケゴールによる断崖絶壁のたとえ話を、具体的な心理として完璧に映し出している。そしてもう一歩、さらに踏み込んでいる。

なぜなら私たちがこの物語で一番に気づくことは、物事にはリスクの要素があるということ。それと同時に、成功というものは完全に相対的なもので、絶対的なものではないということだ。

最終的な順位がどうなるかというときには、それがレースであれ、何かの大会であれ、選抜プロセスの結果であれ、何でも同じなのだが、忘れてはいけないのは、私たちは全員、異なるスタート地点から始めているということだ。要するに人生で何を達成しようとするにしろ、それを簡単に手に入れるラッキーな人間、つまり生まれながらにして高い能力（五タラント）に恵まれている人間は必ずいる。一方で能力のない（一タラントの）人間も必ずいる。

このシンプルで基本的な真実を理解することが、成功のカギだ。どうやって成し遂げるかのカギだ。たしかにキルケゴールが言っていることは正しい。多くの人が自分の望むものを手に入れられないのは、崖から飛び降りるのが怖いからだというのは真実だ。

しかし失敗する理由は他にもある。それはやってみようとしなかったとか、やり方に問題があったとかいうことではない。ただ純粋に、単純に、実際に可能な範囲を超えて、非現実的な希望を持っていただけのことだ。自分のスタート地点を考えれば達成不可能だとわかるはずの目標を、掲げてしまっただけのことなのだ。

成功は才能と、その才能を最大限に生かす適切な人格という、二つの要素の副産物である。どちらか片方だけではうまくいかない。

たとえばあなたが幸運にも五タラントを与えられた僕のように才能があったとしても、その才能の上にあぐらをかいて、たいした努力もしなければ十分な成功は得られない。もし生まれながらの才能に恵まれていたとしても、その才能であなたが得る報酬はあなたの努力に見合ったものにしかならないのだ。

対照的に、一タラントしかもらえなかったあの僕のようにわずかな才能しかなくても、これを最大限に活用して、ベストを尽くさなければならないときもあるだろう。その場合、才能を地中に埋めたりしてはならない！　一つの才能があることで利益が一つあることは、五つの才能があることで利益が五つあることと同じくらい、よいことなのだ。

「才能の寓話」は、枠にとらわれるなという忠告だ。キルケゴールの〝クリフハンガー《断崖絶壁での恐怖》〟のたとえで言えば、〝自由のめまい〟を克服して、なりたい自分になるために恐れることなく、運を天にまかせてみろ、ということになる。

〝殺しのライセンス〟ならぬ〝とにかくやってみろ〟ライセンスだ。

つまり重要なのは「才能の寓話」で描写されているように、自信なのである。

自信過剰ではない。

自信だ。

これはこういうことだ

- 自分を信じること
- 挑戦すること
- 自分のなかの悪魔に立ち向かうこと

自分の運命をおとなしく受け入れるな

なりたい自分になるためには、なれると信じ続ける根性が必要だ。

しかし言うだけなら簡単だが、これを実行するのは難しい。

一九六〇年代のある有名な実験では、逃げ道がない状態で繰り返し電気ショックを与えられた犬は、その後、たとえ逃げ道がある場合でも、自分の運命をおとなしく受け入れるようになることが示されている。

犬はただ寝そべって哀れな鳴き声を上げているだけで、立ちあがって出ていくことをしなくなる。

洗脳されて服従に至るというこの奇妙な傾向——心理学では〝学習性無力感〟と言う——は、人間にも観察される。

これは特に、暴力的な夫に虐待され続けている女性が、まさに文字どおり目の前に新たな生活へのドアが大きく開いているときでさえも、ずっと夫の元にとどまり続けることが多い理由である。そして人質や誘拐の犠牲者など、長期間にわたって拘束されていた人が、たとえチャンスがあっても自由を求めて逃げ出したりせず、あらゆる常識に逆らって監禁され続けることを選ぶ理由でもある。

自分のなりたいものになる自由

この時点で、**よいサイコパス**であることの主要な法則と価値を巡る私たちの歴史的かつ哲学的な発掘調査は半分まで終了した。

しかしまじないの言葉から方法論へと進む前に、偉大な哲学者の次の三人、ジャン・ポール・サルトル、アルベール・カミュ、フリードリヒ・ニーチェに触れておかなくてはならない。彼らの思考は、よいサイコパスであることの法則とその実践との間の深淵にかかる、実存主義者の危険な吊り橋を構成している。

二十世紀半ばに哲学者として円熟期を迎えたパリっ子のサルトルは、私たち人間についての「実存が本質に先行する」という主張で有名である。

これをもっと簡単に言うと、人間には生まれたときから目的が定められているわけではなく、自分のなりたいものになる自由がある、ということだ。

私たちには自分の運命を決める自由がある。

サルトルはこれをわかりやすく、ペーパーナイフを例にして説明している。彼はまず、ペーパーナイフは、まずそれを作る職人が心のなかに思い描かなければ存在することはできないと言った。つまり、たとえば肉切り包丁やカッターナイフではなくペーパーナイフを作るためには、職人がその本質、それがどのように使われるか、それをペーパーナイフたらしめている特性を前もって正確に知っていなければならないということだ。

布や肉ではなく、紙を切るための特性だ。

しかし人間はペーパーナイフとは違うのだとサルトルは説明した。熱心な無神論者である彼は、人類誕生の背景には神によるマスタープランもいかなる目的も存在せず、私たち一人一人がそれぞれ独自の可能性にあふれているのだと主張したのだ。

サルトルはこう宣言した。

「人間はまず先に実存し、世界内で出会い、世界内に不意に姿を現し、そのあとで定義される。人間については、私はそれが何であるかに興味はない。興味があるのは、人間が何になれるかだ」

決められた何かではなく、なりたい何かになるために

自由と可能性を重視し、すでに定められた自然の秩序という型を破ることを重視していたサルトルの哲学は、非常に解放的だと見られている。

しかし彼は同時に、個人の成功にはある程度の限界があることを受け入れなければならないと指摘する。

つまりモハメド・ファラー（ソマリア出身でイギリスの陸上競技選手。二〇一二年のロンドン五輪で五千メートルと一万メートルで金メダルを獲得）のようなVO2 max（最大酸素摂取量）、乳酸しきい値、遅筋線維と速筋線維の割合、といった才能がなければ、決して……モハメド・ファラーにはなれないのだ！

しかし一方で、私たちが自由に選択できる現実的なオプションの範囲内で下す決定は、自分自身でコントロールできる範囲を超えて、大きな社会的圧力に歪められていることが多い。これは古代の心理的なジェット気流が、長い時間をかけて私たちの脳の柔軟な神経の森を、都合よく形作ってしまったことによる。

数百万年以上にわたる複雑な生物学的発達によって、生命力を奪う進化の貿易風――失敗への恐れ、社会的規範、自意識など――は、私たちの自由な意思決定という壮麗な森林を、慣習と服従の雑木林へと矮小化してしまったのだ。この貿易風とは「才能の寓話」が的確に描写したような、心理的な不安だ。

十九世紀末のドイツの哲学者、フリードリヒ・ニーチェも、同じようなテーマについて書いている。

しかしニーチェにとっては無神論者のサルトルと同様、人間の可能性を制限するのは慣習や規範、伝統や周囲からの期待ではなく、当時、蔓延していたキリスト教的な価値観であった。

ニーチェは、キリスト教が人生そのものを、永遠に恩恵を受けられる〝死後の世界〟への準備段階としてのみとらえ、その価値を認めていないことに憤慨していた。なぜキリスト教は、高次元な存在としての幻の生活のために、いまここでのより重要に思える人生に背を向けろなどと言えるのだろうか。このようにしてニーチェは、キリスト教が基本的には私たちに人生そのものを〝削除する〟ことを求めている、つまりキリスト教は種としての人間の存在をむしばむ、傲慢で、基本的に抑圧的な哲学だと主張した。

そして彼は、〝すべての価値観を再評価〟すること、具体的には私たちが習慣的に〝よい〟と思っているすべてのことを広範囲にわたって検討し直すことを求めた。

つまり、〝よい〟ことは本当によいことであったのか？

かつて認めることができなかったあの慣習は、単に私たちを抑圧するだけの間違ったものだったのではないのか？

単なる義務感から退屈な仕事を続けたり、暴力的な相手との関係や嫌いな人との友人関係を続けることは、本当に正しいことなのだろうか？　いわゆる〝肉欲の罪〟は、本当に罪なのだろうか？　キリスト教の〝右の頬を打たれたら左の頬を差し出せ〟というのは、人生を生き抜く上で合理的な戦略なのだろうか？

この最後の問いには科学が答えを示している。

ノーである！

研究結果は、親切な人には親切に対応し、不親切な人には不親切に対応することが、これまでのところ最も効果的な方法であることを示している。

ニーチェは断言している。「人間とは、動物と超人《スーパーマン》との間に張り渡された一本の綱である。――深淵の上にかけられた一本の綱である。その綱を伝って先へと進むのも危険であり、その途上にあるのも危険であり、うしろを振り返ってみるのも危険であり、ぞっとして立ち止まってしまうのも危険である」（『ニーチェ・セレクション』、平凡社ライブラリー551、フリードリヒ・W・ニーチェ、編著 渡邊二郎より）

これにはキルケゴールも同意するだろう。

決められた何かではなく、なりたい何かになるために、私たちは嵐に立ち向かわなければならない。

それぞれが自分の目指すクラーク・ケント《スーパーマン》になるために、私たちは自由のめまいを克服しなければならないのだ。

〝意識すること〟に支払う税金を取り戻せ！

アルベール・カミュは、第二次世界大戦中には、地下に潜伏して新聞を編集しながらフランスのレジスタンス運動に参加していた。しかし彼は不屈の革命的精神を胸に、アナーキストやコミュニストの積極的行動主義には与《くみ》さず、一九三〇年代にはアルジェリアで、一九四〇年代と五〇年代にはパリで、友愛の言葉を胸に抵抗した。彼は優れた活動家であったのではないかと私は感じている。

サルトルとニーチェ同様、カミュは存在の圧倒的な無意味さに魅せられていた。

カミュの一九四二年の小説『異邦人』の主人公、ムルソーは厳かにこう語る。「このしるしと星々とに満ちた夜を前にして、私ははじめて、世界の優しい無関心に、心をひらいた」（『異邦人』、カミュ、新潮文庫、窪田啓作訳より）

しかしサルトルとニーチェとは違って、カミュにとって無意味さとは、キリスト教の道徳的または宗教的な価値観に嫌気がさしたことで生じた、罪悪感で縁取られたあいまいなものではなかった。

もう少し、彼の精神性に基づくものだったのである。

私たちの頭に意味検出器が備え付けられているという考えは、心理学者と神経科学者にはかなり以前から受け入れられている。人間は合理的で、思考する存在であり、あらゆるものにパターンを求めている。

そのようなパターンがすでに存在する場合もある。パターンは、客観的で一貫した現実という〝織物〟の一部を成している。たとえば雪の結晶の対称性。もしくは蝶の羽の左右対称な〝目〟の模様などだ。しかしこのようなパターンが存在しないときでも、脳はパターンを存在させるために足りないものを補ってしまう。つまり、脳は自身が有用であることを示そうと、結論に飛びつくのだ。これは進化の大きな棚ボタである〝意識すること〟に、私たちが支払っている税金の一つだ（これを効果的に利用する方法の一つが、次のビジネスほら吹き発言表だ）

ビジネスほら吹き発言表

	一	二	三
1	一体化された	管理の	オプション
2	試行錯誤的な	監視の	モビリティ
3	体系化された	組織の	能力
4	並行する	互恵的な	柔軟性
5	機能的な	デジタルな	プログラミング
6	反応の速い	ロジスティクスの	シナリオ
7	自由意志による	過渡的な	期間
8	同期する	漸進的な	予測
9	互換性のある	第三世代の	ハードウェア
10	先進的な	ポリシーの	不測の事態

ナンセンスのパワー

瞬時にして相手よりも優位に立ちたい？　それならこの便利なビジネスほら吹き発言表を参考にしてみてほしい。使い方はこうだ。まず何でもいいから三桁の数字を思い浮かべる（たとえば3—7—7）。そうすると一、二、三のそれぞれの欄には、その数字に相当する、いまはやりの言葉が示されている（3—7—7では〝体系化された、過渡的な、期間〟となる）。これであなたは、上司をうならせ、同僚を完全に煙に巻く意味ある一言を、一瞬にして繰り出すことができる。たとえば2、3、4を表に当てはめると……試行錯誤的で組織的な柔軟性だ!

しかしカミュはさらに一歩、踏み込んだ。そしてその主張を暗算や認識の成層圏から、哲学的な王国の宇宙空間の奥深くまで広げたのである。カミュにとって、真実は残酷なまでにバカらしいほど単純なものだった。

いわく、いかなることにも、いかなる場所にも意味はない！

まあ、いかなる場所とはいっても、それは私たちの両耳の間、つまり脳を除いて、である。

たしかに多くのものには意味があるように見える、とカミュも認めている。パターンを求める、意味中毒の私たちの意識が意味づけをしているのだ。だが現実は大きく異なる。宇宙のいかなるものにも、道理などというものはない。

もちろん宇宙自体にも、である。

無意味な労働という罰

カミュは一九六〇年、四十六歳のときに自動車事故で亡くなった。車で送ってくれるという友人の申し出を受けて、すでに購入済みのパリ行きの列車の切符を破り捨てたあとのことだった。しかし彼は、皮肉な結末だなどとは一切思っていなかっただろう。カミュの本によると、人生はあなたに恨みを持っているわけではない。あなたのことなど一切、意に介していないのだ。

人生では目標に対してあなたが十分だったかどうかが、結果として示されるだけだ。

それを自分の欠点としてとらえる必要はない。

アンディのいたSASは、カミュの無意味についての考え方を基本にして、次に説明する選抜訓練（訳注：SASの入隊試験に相当する）の第一段階まで考案している。より正確に言えば、カミュの意味に関する考え方に基づいて、ということになるだろう。

「選抜訓練の最初の一ヵ月は、ベルゲン（リュックサックの一種で、イギリス軍の標準山岳装備）を背負って、ウェールズのブレコン・ビーコンズとブラック・マウンテンを登っては降りるっていう生活だった」。アンディは言った。「ベルゲンの重さは十六から二十五キロで、距離は十五から六十二キロメートルの範囲だ。でもさらに厄介なのは、A地点からB地点までどのくらいの時間で到着しなきゃならないか、その制限時間がわからないってことだ。これには二つの理由がある。

まずわからないことだらけにすることで、精神的に大きな負担をかける意味がある。

二つ目は、オリンピック・クラスのレース能力を備えたヤツが新記録で山中を移動してちょっといい気になったりしたときに、その肉体的なタフさと同じくらい精神的なタフさがあるかどうか、トレーニング・チームがちょっとした試験をできるようにするためだ」。

この試験とは、ベルゲンに岩を詰めて丘を登らせ……

岩をかつがせたまま、今度は下らせ……

またそのまま登らせ……

またそのまま下らせ……

と、これが永遠に続く。

教官がもういいと言うまでだ。

これはカミュのエッセイ、『シーシュポスの神話』に出てくる古代ギリシャの都市国家コリントの王、シーシュポスに降りかかった運命とまったく同じだ。神々の寵愛を失ったシーシュポスは冥府に送られる。そこで罰として、大きな岩を抱えて山に登っては、山頂に着くとその岩を下まで転げ落とされる、という苦行を永遠に繰り返す。

こんなことをさせられたら、あまりいい気持ちはしないだろう。

「最低だ。あれほど意味がなくて、肉体的に消耗して、打ちのめされることは他にない。特にいつ終わるかがわからないってのがキツイんだ。ほとんどのヤツが途中でギブアップする」

当時を振り返ったアンディも同じ意見だ。

意味というのは、人の心にとっては酸素のようなものだ。なければ私たちは息が出来なくなって死んでしまう。しかし、すべての人間がそうなるわけではなさそうだ。

SASの選抜訓練に合格するアンディのような人物、つまりサイコパスにとっては、次のような能力は第二の天性だ。

- ●周囲のなすがままになる
- ●物事は個人的な屈辱として受け止めず、なるようにしてなったと考える
- ●終わったことをくよくよ悩まない
- ●現在のことを考えすぎない
- ●未来について必要以上に心配しすぎない

こうした能力は、彼らのような職種には必要不可欠だからだ。

アンディによると、SASではこう言われるそうだ。

「入隊が決まってから割とすぐに、私たち合格者の何人かにRSM（連隊最先任上級曹長）がこう言ったのを覚えているよ。〝成功の秘密を教えてやろう。訓練で意味のないことをするときには、それがとても重要なものであるかのようにやれ。そうすれば実戦で本当はものすごく重要なときでも、何の意味もないかのように戦えるからな〟ってね。彼は正しい。これはSAS連隊のメンタリティであり、実際、あらゆる勝者のメンタリティだ」

よいサイコパス哲学ツアーのお土産

哲学ツアーはこれで終わりだ。本書も、単なる成功のハウツー本としてだけではなく、すべてを包括する人生の哲学書として世に出したい。この言葉を胸に、私とアンディは人生の哲学とは何なのかを探し求める旅に出た。

よいサイコパスのいまと昔、そして道徳的および精神的な面での生き方の根本にあるものは一体何なのだろうか？

どこまでも現実的な考え方の根底にある基本理念は何か？

終着駅まで来たと思っていたのだが、どうも私たちはぐるっと一周して同じ場所に戻ってしまったようだ。私たちは人生の哲学を追求する旅に出発して、特殊部隊での成功の格言にたどり着いてしまった。

エピクロス、キリスト、キルケゴール、サルトル、ニーチェ、カミュを経由しているうちに、人生の哲学と特殊部隊での成功の格言がこんがらがってしまった。

しかしここまでの旅で、お土産として持ち帰れるものは何だろうか？

イデオロギーの土産物屋から私たちは何を得られるだろうか？

一つ目のお土産は、エピクロスとキルケゴールから得られる、成功するために必要なものは何かを考えるということ。これは目標を達成するためには、快楽を追求するだけではなく、最終的な快楽を得るためにまず苦痛に飛び込むというパラドックスを受け入れる必要があるということだ。

エピクロスが観察したように、私たちは生まれつき、ネガティヴよりもポジティヴへの欲望のほうが大きい。より楽しい経験を好むのだ。

しかし自分の望むものを手に入れるためには――最終的にその快楽を手に入れて苦痛を避けるためには――まず苦痛に正面から向き合い、自分にとって居心地のいい場所を離れなければならないときがある。つまりキルケゴールがあれほど雄弁に提唱した「自由のめまい」を克服して、未知の世界に飛び込まなくてはならないときがあるのだ。

私たちには賭けに出る勇気が必要だ。自分自身に賭けるのだ。才能は、クドクドと弁解しながら土に埋めたりせず、最大限に利用しなければならない。

サイコパスのミキシング・コンソールに戻って考えてみよう。まず恐怖心の欠如のダイヤルが回ることを確認しておかなければいけない。

他にも、調整が必要なダイヤルはある。私たちが可能なかぎりあらゆるものになれるというサルトルの強迫観念を実現するには、つまり慣習という足かせを破壊して自分自身が自分の運命の支配者になるためには、冷酷さのダイヤルをちょっとばかり使うことが要求される。

同様に、習慣的によいと考えられている昔ながらの美徳の一部は、実際には私たちが自身の可能性を最大限に生かすのを阻む心理的な抑制剤であるというニーチェの考えは、私たちが良心と共感度のダイヤルを上げていることを示唆している。

これは周囲の人々を傷つけないためである。

しかし、もちろんこれは自分自身を傷つけない程度に――つまり自分自身の利益と人生の目標達成を危険にさらさない程度に――低くしなくてはならない。

最後はカミュだ。彼の手は集中力のダイヤルの上を幽霊のように舞っている。

人生で非常に多いのは、私たちの意味に対する以下のような思い込みが、人生そのものの障害になってしまうことである！

- それは私にとって何の意味がある？
- それは彼らにとって何の意味がある？
- 私が負けることに何の意味がある？
- 私が勝ち取ることに何の意味がある？

私たちは、物事があまりうまくいかなくなり始めると、その結果にあまりにもとらわれすぎてしまう。

さまざまな物事が重要になり始める。

何かが意味を持ち始める。

そして知らず知らずのうちに、決断できなくなっている。このいまいましい決断をすること自体について、まず決断しようとしてしまうのだ！

幅が一メートルの板の上を歩くにしても、高さが一メートルくらいであるなら誰でも歩ける。しかし、それが高度一千メートルの上空となると……怖くて歩けないだろう。でもなぜか？　幅は同じ一メートルなのに。

理由はもちろん、高度一千メートルでは板だけに集中できないからだ。おそらく板のことなんかにはぜんぜん集中できない！　板以外のあらゆることに集中してしまうのだ。

これは集中のパラドックスだ……。

何にも集中できない！

あらゆるすべてに集中してしまう！

何にも集中できないままにあらゆるすべてに集中してしまう！

まさしくそのとおりだ。

私たちは足を交互にただ前に出すということができないまま、何にも集中できず、またあらゆるすべてに集中している。あ・る・け・な・い、まま。板の反対側まで行くことができないまま。

ただ、その場で固まってしまう。

躊躇する。

うろたえる。

そして上空一千メートルではミスは許されない。そんな状況での決断力の欠如は、致命的なものとなり得る。

飛行機がなぜ空から落ちないか、その理由は簡単だ。航空力学の原則はまあ考えないことにするが、要はものすごく速く飛んでいるからだ。

もしフライトの途中で、突如として自我が芽生えた飛行機がなぜ飛んでいるかなんて考え始めたら、世界中の航空会社は倒産してしまうだろう。

これは高度一千メートルの上空で板の上を歩くのと同じことだ。

そして人生とも同じだ。

自分の目の前のことに集中し、それ以外のことは考えずにいれば、深淵に落ちずに向こう側に渡れる可能性は格段に高くなる。この深淵は、ニーチェが言ったように動物と超人の間にあるのだ。

もちろん言うは易しで、実際に行動するのは難しい。そこで第四章以降では、皆さんがそれぞれ実践できる方法をお教えしていく。

黒縁メガネにワイシャツとネクタイを身につけ、頭の両側と後ろを短く刈り上げた、ごく一般的な人格から、実はその下に潜んでいる、決断力があり、恐れ知らずで、成功する**よいサイコパス**の人格へと、あなたを変身させるお手伝いをしよう。

これから紹介する**よいサイコパスのマニフェスト**で、あなたは次ページの表の左側にある成功しない人格から、右側にある、大胆で、野心家で、能力を最大限に発揮する成功者へと変身できる。

では、よいサイコパスのマニフェストとはいったい何なのか、あなたにとってどう役に立つかを説明しよう。

成功のための七大行動原則

すべては次に示す七大行動原則で明らかになっている。これは単に成功するためだけでなく、よりリッチで、幸福で、充実した生活を送るための心の設計図だ。この**よいサイコパス**生活の七大行動原則は、あなたが仕事だけでなく、人生のあらゆる面で目標を達成するのを後押しする。

これはあなたがいままで追求していながら実現できなかった……

- 就職する
- 取引を成立させる
- 最高のパートナーを見つける
- 昇給する
- チャンスをつかむ

……といった夢を実現する一助となる。

またこれによって、心の平静を得ることもできる。なぜなら自分の人生を自分自身の手でコントロールできるようになると、ある素晴らしいことに気づくからだ。それはあなたがかつて実行していたことのかなり多くは、他人のためにやっていたということだ！　その理由は次のようなものだ。

●上司にアピールするため
●（上司にアピールしたあとで）同僚に好かれるため
●家庭を平和に保つため
●友人に借りを返すため
●バス停の運命の女性に自分がカッコいいと思わせるため（そのために最近おばあさんを車でひいたりしていないだろうか？）

キリストはかつてこう言った。「自分がしてほしいと思うことを、彼らにしてあげなさい」。なんて素晴らし

成功しない人格の特性		よいサイコパスの人格の特性
言い訳をする	＞	結果を出す
他人を責める	＞	責任を取る
八方美人である	＞	自分に正直である
意気地なしである	＞	やるべきことをやる
屈する	＞	屈辱に耐える
過去をくよくよ思い悩む	＞	すぐ次に切り替える
先延ばしにする	＞	すぐ実行する
考えすぎる	＞	素早く片付ける
うまくいかないことは何でも自分のせいだと考える	＞	仕事上と割り切る
先のことを心配しすぎる	＞	目の前にある仕事に集中する

いお言葉だ！

他人を軽んじるのは、**よいサイコパスのマニフェスト**には含まれない。しかし自分自身も軽んじないことが同じくらい重要だ。であるからして、キリストの尊く高潔なお言葉は、次のように変更したいと思う。

「他人が自分自身のためにしようと思っていることを、あなたが自分自身にしてあげなさい」

では以下に、七大行動原則を示す。

そしてこの行動原則を一つずつ、このあとの章で説明していく。

皆さんが自由のめまいを克服できるよう、幸運を祈る！

あなたの内に潜む**よいサイコパスのスーパーマン**が目覚めますように！

❶ 実行あるのみ

サイコパスはとにかくやる。

研究結果は、先延ばしすることが貴重な脳の処理能力を使い果たしてしまうことを示している。何かを欲するようになったサイコパスは、それをただ奪いに行くものだ。彼らはきわめて報酬駆動型で、考えすぎて時間を無駄にするようなことはしない。ただ、実行あるのみ！

2 ここぞというときに、やり遂げる

サイコパスは勝ち方を知っている。

これはここぞというときに〝スイッチをオン〟にする能力で、サイコパスとトップクラスのアスリートに共通する特性である。研究では、失敗してひどい目にあったときより成功の報酬を与えられたときのほうが、サイコパスは速く学習することが示されている。彼らは勝つためにプレーするのだ。

3 自分に正直になる

サイコパスはかなりの自信家である。

すべての人にいつもいい顔をすることはできない。だからサイコパスは自分に反対票を投じるようなことはナンセンスだと考える。私たちの多くは、はっきりと自己主張することを恐れるが、サイコパスは他人が自分のことをどう思おうと気にしない。彼らは恐れることなく、自分の意見を言うのだ。

4 説得の黒帯になる

サイコパスは人をよく見ている。

彼らは人の心のカギを開けることにかけては天才だ。なぜなら捕食者と同じで、獲物の心を読めれ

ばはるかに優位に立てるからだ。世界有数の詐欺師は、かつてこう言った。
「あなたの頭のなかは地下鉄マップのように簡単に読める。トランプみたいによく切って、予想しづらくしたほうがいい」

5 我関せずで怒りを抑える

サイコパスはひたすら前に進む。

彼らは自分の得意なことに集中し、実行する。感情の余韻にひたることはない。自分を責めず、後悔もしない。研究結果は、仮の事業シナリオで交渉させた場合、サイコパスが非サイコパスより多く稼ぐことを示している。これは不正な取引でだまされても、サイコパスはあまり気にしないからである。禅でよく言う〝何ものにもとらわれるな〟をまさに実践しているのだ。

6 いまを生きる

サイコパスはいざというときに集中する。

信じられないかもしれないが、〝いまを生きる〟能力は、サイコパスと仏教の高僧に共通している。またトップクラスのアスリートにも共通している。陸上選手のマイケル・ジョンソン（アメリカ出身で、五輪では四百メートルなどで四つの金メダルを獲得している）のインタビューを見る機会があったら、次のように話しているので注目してほしい。「プレッシャーは、大きなチャンスの前兆にすぎない」

7 感情に流されずに行動する

サイコパスは感情に左右されない。

実際、彼らは自分たちが置かれた状況から一歩離れて、感情を排除して行動できる。難しい役目を与えられてストレスを感じているときには、こう自問しよう。こんなに気に病まなければ、どれだけできる？　他の人がどう思うかなんて気にしなければ、どれだけできる？　重要でも何でもないことだったら、どれだけできる？

帰属スタイル・テスト

➡判定は309ページ

以下の文章は、人生の出来事についてのさまざまな考え方を示している。その内容について、あなたが最も当てはまると思う回答を1～4のなかから選べ。2～6の質問については得点を逆にして1=4、2=3のようにして、その他の質問ではそのままの得点で合計する。309ページの表であなたのスコアを確認しよう。

0=絶対にそう思わない／1=そう思わない／2=そう思う／3=絶対にそう思う

質問	1	2	3	4
❶仕事がうまくいったり、試験が楽だったのは、主に簡単だったからだ。	○	○	○	○
❷試験の結果が悪くても、次はもっと勉強すればいい成績が取れるはずだ。	○	○	○	○
❸"ここぞというときに、ここぞという場所にいる"ことが成功の秘訣だ。	○	○	○	○
❹政治集会に参加しても、集会自体に世間はそれほど注目していないので、あまり役に立たない。	○	○	○	○
❺頭のよさは生まれたときに決まっている。それについてできることはほとんどない。	○	○	○	○
❻自分の成功は自分の能力によるもので、運ではない。	○	○	○	○
❼相手が自分に対してどういう印象を持つかは相手次第だ。自分には変えられない。	○	○	○	○
❽病気になるときは、何をしても病気になる。自分ではどうしようもない。	○	○	○	○
❾運命には逆らえない。	○	○	○	○
❿真実の愛なら、自然とうまくいく。そうなることが決まっているのだ。	○	○	○	○

第四章 実行あるのみ——やるべき事に着手する、実践的なヒント

待っていてはだめだ。完璧な好機など永遠に来ない。

——ナポレオン・ヒル

押すべきか、押さざるべきか、緊急の問題だ

オオカミ少年の話なら誰でも知っていると思うが、この有名なおとぎ話にならった、昔からある心理学的な実験をご存知だろうか？

二十個の電話ボックスが一列に並んでいると想像してほしい。あなたはその電話ボックスの一つに入り、ドアを閉める。目の前には、電話のあるべき場所に大きな赤いボタンがある。ボタンの下には次の注意書きがある。

この電話ボックスに入ったまま十分間、このボタンを押さずにいてください。他の電話ボックスで

は、十九人があなたと同じ状況に置かれています。

十分が経過した時点で誰もボタンを押していなかったら、全員が一万ポンド（約百六十万円、約一ポンド＝百六十円で換算）ずつもらえます。

十分が経過する前に誰かがボタンを押したら、実験はそこで終了します。ボタンを押した人が二千五百ポンド（約四十万円、一ポンド＝約百六十円で換算）を受けとり、他の人は何ももらえません。

ボタンが点灯したらカウントが始まります。

この実験に参加してくださって、ありがとうございます。


どうするのが得か、まだ考えあぐねているときに、突然ボタンは点灯する。あなたならどうするだろうか？

「私ならボタンを押す」

「まさか、押すわけがない！」

——果たしてどちらが正しいのか。

この巧妙に仕組まれた実験は、オオカミのジレンマとして知られている。ここまで本書を読まれた読者なら、理由はおわかりだろう。この問いは、私たちの考え方と感じ方の悩ましく、厄介で、そしてしばしば波乱を呼ぶ関係を鮮やかに提示している。

理性と感情の関係と言ってもいい。

頭と心でもいいだろう。

この質問を受けた多くの人は、何もしないと答える。彼らは〝ゲームに参加〟して、十分間待つと言うのだ。なぜ早々にボタンを押さないのか？　全員が同じように考えて〝協力〟すれば、みんなが一万ドルの大金をせしめることができるからだ。

だが、もちろん問題はある。みなさんの心に浮かんだのは、きっと――

全員が同じように考えるだろうか？

という思いだろう。自分以外の十九人のうち誰かが、研究者に二十万ポンド近くを節約させようとボタンを押したらどうなるか？　もしくは被害妄想の人が自分以外の全員が自分を陥れようとしている、それなら逆に出し抜いてやれと押してしまったら？　もしくは単純に誰かが間違って押してしまったら？

あなたがこの方向に進んだら、疑念が忍び寄ってくるのだ。

では実際、他の十九人が次の理由でボタンを押す確率はどのくらいだろう？

●正常な判断能力をなくして
●何らかの問題から
●単に自分勝手で

これはかなり高い。

さらに、ある一人が他の十九人とは違う考え方をする確率はどのくらいだろう？　そしてボタンを押してしまう確率は？

実際、あなたもすでにわかっておいでだろう。自分以外の十九人のうち一人が現時点で同じように考えていない確率がどの程度か。そしていますぐにボタンを押してしまう確率がどの程度か。

こうしたすべてを考慮した結果、あなたは驚くべき結論に達する。アンディがたどり着いたのと同じ結論だ。あなたの心は十分間待て、協力しろ、仲間を信じろ、少しは人間性を信じろと訴えるかもしれないが、客観的かつ冷静で論理的な行動は、ボタンが点灯したらすぐさま押すことだ。

他の十九人には嫌われるかもしれない。だが、それが何だ？　あなたは二千五百ポンドを手に入れて、彼らは手ぶらで帰るのだ。あなたが彼らの立場だったら、ボタンを押したヤツを大嫌いになるだろう。でもあなたはそうはならない。賢かったからだ。感情を排して、正しい戦略を実行したからだ。

言い方を変えれば、少なくともあなたはサイコパスであるかのように行動したということだ。

先延ばしはあなたをダメにする

人生で成功を回避する方法はいくらでもある。あなたが本当に成功したくないと思っているのなら、何事も先延ばしにすることだ。

先延ばしとは、「重要性の低い活動のために、計画または予定されている行動を延期すること」と定義できる。そしてアングリーバード（フィンランドで開発されたモバイル・ゲーム）、高機能ゲーム機、スマホのゲーム、フェイスブック、ツイッターといった新しいテクノロジーの出現によって、人々の先延ばしは着々と増殖している。

一九七〇年代末には、自分が常習的に先延ばしをするタイプだと思っているのは人口の約五％だったが、いまでは二十五％前後だ。

だが、**よいサイコパス**は、明らかにそういう人物ではない。

ここで重大なお知らせがある。先延ばしにすることで一時的な安心は得られても、その度にあなたは自分自身をダメにしている。自分で自分の前途を多難にしているのだ。実のところ、自身のパフォーマンスを上げるのではなく、下げる選択をしているのである。

先延ばしで失われる利益は、年間で数十億ポンドに上る。まず本人の効率が下がる。次に自分の責任を他人に押しつけることで、その相手を怒らせてチームワークが損なわれる。健康にも悪影響がある（常習的に先延ばしをする学生はしない学生に比べて免疫系が弱く、風邪やインフルエンザの症状をより頻繁に報告することが研究で示されている）。そしてこの性癖は、生活のあらゆる面に現れている。以下に示すのは、人々がよく先延ばしにする事柄のリストだ。あなたにも当てはまる項目はあるだろうか？　もしあるようなら、本章の最後にあるチェックシートで、自分がどの程度の先延ばし屋かチェックしてみるといいだろう。

①医者に行く
②家族や友人に電話する
③料金を支払う

④メールの返事を書く
⑤ダイエットをする
⑥時間どおりに出発する
⑦体を鍛える
⑧真実を打ち明ける
⑨謝る
⑩「愛してる」と言う
⑪起業する
⑫転職活動をする
⑬洗濯をする
⑭皿を洗う
⑮頼みごとをする
⑯禁煙をする
⑰結婚する
⑱食料品を買いにいく
⑲不用品を捨てる
⑳別れる

もちろん、私たちの誰もがときには物事を先延ばしにする。誰だって楽な道を選んで、つらいことは後回しにしがちだ。これは当然のことに思える。

最近行われたある研究の話をしよう。この研究では、参加者に二十四作を含むの映画のリストを渡して、以下の三本を選んでもらった。

●いますぐに見たい映画
●二日以内に見たい映画
●三日目以降に見たい映画

映画のジャンルはさまざまだ。『めぐり逢えたら』や『ミセス・ダウト』のようなコメディ・タッチのものから、もうちょっと高尚な『シンドラーのリスト』や『ピアノ・レッスン』など。要するに参加者には、笑って忘れてしまえるような映画と、メッセージ性があって強烈な印象を残す映画の選択肢があった。軽い気持ちで見られる映画と、かなりの気力と集中力が必要とされる映画というわけだ。

どちらの映画が好まれたか？

予想に違わず、多くの人が三本のうちの一本に『シンドラーのリスト』を選んだ。歴史に残る名作として広く評価されている作品だ。だが、歴史的な名作であるにもかかわらず、最初の一本としてはほとんど選ばれなかった。最初に手に取られるのが多かったのは、コメディやアクションで、この映画を一本目に選んだのはわずか四十四％だった。

なぜか？

理由は簡単だ。重い映画を見るには集中力と労力がいる。だから後回しにされる。実際、シリアスな映画の割合は二番目だと六十三％、三番目だと七十一％になるという結果が出ている。

研究者たちはさらに、少し変更を加えて同様の実験をした。今度は三本続けて見るということで選んでもらったのだ。すると『シンドラーのリスト』は前に比べて選ばれる割合が十三パーセントも減ったのである。面白い結果である。映画を見るという楽しいことでも、より面倒で労力がかかる作品は後回しにされる。それがどんなに素晴らしい作品であってもだ。先に見るのは、すぐに楽しめるような作品なのだ。

もちろん、自分が先延ばしをする人間だと知ることと、なぜ先延ばしをしてしまうのか、そして一体何がその癖を直したり、悪化させたりするものかを知ることは別だ。しかし科学は、その答えを出しつつある。さっそくチェックしてみよう。

あとにしようと思っている読者の方、先延ばしはダメだ。いますぐだ。ただちに取りかかりなさい！

先延ばしをする人の三タイプ

先ほどの**オオカミのジレンマ**で、ボタンをすぐには押さないと答えた人に、なぜ二千五百ポンドを手にするチャンスにすぐ飛びつかないのかと尋ねると、だいたい以下の二種類の答えが返ってくる。

- ●ボタンを押すことの利点と欠点をもう少し時間をかけて検討したい。
- ●ボタンを押したら他の人にどんなふうに思われるかが気になる。

どちらももっともな意見だろう。誰だって自分の安全地帯でのんびり静かに過ごしたいものだ。私たちの脳は、不安のやかんを火にかけ、不安のチョコレートをさっと差し出して、両耳の間でこうささやくのだ。「いまはまだそのときじゃない。もちろんおまえならできる。だけど安全策を取ったほうがいい。おそらく待つのが一番だ。早まるな。コーヒーを飲んで、チョコでも食べながら、事態を静観して絶好機を待とう」

先延ばしの理由はさまざまだが、結果は一つだ。こんなことをしていたら、だいたいは何も得られない。

前述の二つの言い訳で先延ばしをする人は、以下の三タイプに分けられる。その理由も一緒にご覧いただこう。

◉決断できない　熟考型

理由：結果の責任を負いたくなくて、決断を下さない。

◉失敗を恐れる（場合によっては成功を恐れる）　回避型

理由：他人の評価を気にして、能力がないと思われるよりは努力が足りないと思われるほうがいい。

◉一〇〇％ミスなしでないと何をやっても満足できない　完璧主義者型

理由：ひとりよがりの基準を満たせない可能性があると何もしない。

この三タイプの先延ばしをする人は、以下のように途方もなく大きな嘘を自分についている。

●これは明日やったほうがよさそうだ（実際にはやらない）
●ギリギリでプレッシャーがあったほうが、うまくできる（実際はできない）
●これは重要ではない（本当は重要だ！）

しかし、なぜこんな嘘をつくのだろう？

もし私たちが心の奥底では、やるべきことも、何が起きているかもわかっているとしたら――実際、九十九％の割合で知っている――どうして私たちはやらないのだろう？　つまり問題は、ど、う、し、た、らやるようになるか、だ。

脳を政府にたとえると

この答えを出すためには、まず神経解剖学について少し知る必要がある。心配はご無用。実際の解剖はしないので、あなたに痛みはまったくない。

まず脳の二つの部分を紹介しよう。

- 扁桃体
- 前頭前皮質（PFC）

扁桃体は、発生学的に原始的な脳構造を持ち、人間の多くの感情と動機づけにかかわっている大脳辺縁系の一部である。特に恐れ、怒り、喜びといった感情は、生き残ることと強く関連している。

もし脳をその人間の〝政府〟と考えるならば、扁桃体はさしずめ感情省の大臣といったところだ。ここは脳のなかでも、闘争か逃走かなど、一瞬にして重要な判断を下す場所だ。扁桃体は太古の昔から存在し、これまでの進化の伝統にどっぷりとつかり、強大な権力を行使している。

扁桃体には日常生活での通常の意思決定プロセスにおいて、それが利益になると考えるならば、拒否権を行使する権限もある。

実際、拒否権はよく行使される。

しかし強大な権力を持つあらゆる集団と同じく、扁桃体では汚職がまかりとおっている。それほど緊急性がなくても、おいしい動機づけから賄賂《わいろ》を受け取って、私たちの行動に影響を及ぼすことがあるのだ。

具体的には、以下のような命令を下す。

●闘争せずに逃走せよ
●行動せずにただ夢を見ていろ
●報告書を提出せずにテレビをつけよ

一方で前頭前皮質は、論理的思考省の本部といったところだ。働きなさい、つまりテレビを消して、報告書の提出準備をしなさい、と命令する部分である。

扁桃体と大脳辺縁系に比べると比較的新しい部分で、私たちの古代の祖先とそれ以外の動物界を分け、高度な自制心をつかさどる。前頭前皮質のおかげで、私たちは以下のことができるようになった。

●計画する
●どのような行動をとるか、複数の選択肢を比較して評価する
●あとで後悔するような衝動的な行動を慎む

つまり前頭前皮質は、分別と自制心の拠りどころなのだ。

私たちが何かを先延ばしにするときは、頭のなかで論争が巻き起こっている感じがするものだ。私たち自身の〝よい〟理性サイドと、〝悪い〟感情サイドの論争だ。理性と感情があるからこそ論争が存在するのだ！

両サイドをもっと具体的に言えば、論理的で誠実で、将来を見据えている前頭前皮質と、感情的で快楽主義的で、自制心のない扁桃体である。

だが、十中八九、脳の感情サイドが勝っているように思われるが、それはなぜか？

そんな質問が飛んできそうだが、これはよい質問だ。この問いは、私たちを不安にし、おびえさせる刺激への自然な反応に、つまり前述の闘争・逃走反応に直接関係している。私たちは恐ろしい何かを発見すると――たとえばトイレのドアを開けた瞬間にキングコブラににらまれたりすると――たちまち凍りついて脈拍が上がり、手のひらに汗をかく。視野狭窄も起きる。

目の前のコブラ以外は、そのときに考えていた何もかもをすっかり忘れてしまう。脳で論理的な決断を下す部分、前頭前皮質は機能を停止する。そして感情省が迅速に以下の緊急行動計画を策定する。

ドアを閉めろ！

しかし、数ある脳の意思決定機関のなかで、前頭前皮質を一時的な機能停止に追い込むのは、にらみをきかせたキングコブラだけではない。

同じことは、私たちをおびえさせ、不安にさせるあらゆることに遭遇したときに起きている。それは高所、閉所、ＳＮＳのアカウント上で発見した理想の恋人、どうしてもものにしたい会計業務《アカウント》の理想の仕事など、いろいろだ。

たとえ低レベルでも不安の量がある一定量に達すると、扁桃体は前頭前皮質から役目を引き継ぎ、私たちを脅かすものが何であれ、それに対して ドアを閉めてしまう。

そして、ただ自分自身に、こう言い聞かせるのだ。

その脅威は明日にはなくなっているだろう。

明日は気分がよくなるだろう。

今日は何か別のことをしよう。

やりたくなったら、待たずにやれ！

前述したように、先延ばしがなぜ悪いのか、その理由はたくさんある。だが純然たる事実として、長期的な人生の戦略としてであっても先延ばしはよくないという科学的な証拠がある。

たとえば大学生を対象としたある研究は、四・〇を満点として、いつも先延ばしをする人は最終的なポイントの平均が二・九なのに対し、ほとんど先延ばしをしない人は三・六であることを示している。

そして、先延ばしは長期的に問題であるだけでなく、短期的にも問題がある。

やるはずの何かをやらないということは、多くのチャンスを失うだけではない。結果的により多くの苦痛を味わうことになるからだ。

これは真実だ。研究結果は以下のことを示している。

●冷たい水のプールになかなか入らない人は、〝覚悟を決めて〟すぐに飛び込む人に比べて、実際に生理的な不快感をより強く感じる。
●電話で悪いニュースを伝える場面を想像することは、これを実際にやるよりも苦痛である。
●慎重すぎる人は、考えることに脳の貴重な処理能力を使いきってしまう。たとえば、友人の結婚祝いを選ぶ際に選択に悩んだ女性と悩まなかった女性を比べると、両手を氷水に入れて我慢するという意志力の実験において、前者はかなり早くギブアップしてしまった。

しかし、決して先延ばしをしない、ある人格グループがある。

サイコパスだ！

彼らは先延ばしをする人々の対極に位置する。

何かを欲するようになったサイコパスは、すぐさまそれを手に入れようとする。これは扁桃体があまり発達していないことの利点の一つだ。サイコパスは私たちのように不安を感じない。これは彼らが失敗を恐れないだけでなく、彼らの脳のなかの合理的かつ論理的なコックピットが、感情という白黒をはっきりつけたがる過激派にハイジャックされ、乗っ取られるリスクが少ないということを意味する。

もちろん、これによってサイコパスに問題が発生することも多い。必要なときに偵察や戦略的な撤退を命じる感情省がないために、先延ばしと反対のことで罪を犯すことが多くなる。

逃走せずに闘争してしまう罪。

想像で済まさず実行してしまう罪だ。

しかし言うまでもなく、こうした罪を犯すのは**悪いサイコパス**だ。**よいサイコパス**は違う。**よいサイコパス**のミキシング・コンソールにある②**恐怖心の欠如**のダイヤルは、最大値に固定されることなく調整が可能である。状況に応じて大にも小にも回すことができるのだ。このダイヤルが大に回される状況の一つが、危険が発生し、何らかの対応が必要な場合である。

だからあなたが今後、レポートや履歴書の提出を先延ばしにしてしまったときや、思いを寄せる人を誘いたいのに誘えないときには、次のことをしてみてほしい。

- **●内に潜むサイコパスを解放する**
- **●モチベーションを高める**
- **●強い決意を持つ**
- **●自分の考え方について考える**

そして重要なのは、人が何かをするためには、それをしたいと思う必要はないということだ。

だから皆さん、やるべきことが見つかったら、それをやりたくなるまで待ったりしてはいけない！

というわけで、さっそくこれから説明する内容に取り組んで、実践してほしい。あなたが気合いを入れて、目の前にある仕事を始める助けになるだろう。

やるべき事に着手する、実践的なヒント

SAS連隊には、心理的には明日というものは存在しないそうだ。とにかくためらうなという昔からの奇妙な伝統のようなものがあり、何か言いたいことがあれば言い、何かしたいことがあれば行動に移す。

〝遅れてもやらないよりはまし〟とよく言われるが、SASでは〝遅い〟のは〝やらない〟のとほぼ同じである。

実践的なヒント：ここからは、**嫌なことに着手し、片付けて、スッキリする**ためのノウハウを伝授しよう……。

1 自分がやりたいことをやっている姿を想像する

人が先延ばしをするときには、何か気をそらしてくれるもの、特にあまり真剣に努力しなくて済むものを積極的に探す（偶発的とはいえ、メールはこのために発明されたのだ）。気をそらすというのは、感情の自己調整機能であり、失敗への恐怖をコントロールするための陽動作戦なのだ。

先延ばしを防止するには、やるべきことの計画を立てるとよい。そして目を閉じ、自分がそれをやっている姿を思い浮かべてみよう。より具体的に、詳細に、絵のように思い描くと効果的だ。やるべきことを実行し、成功させている——中断することなく、目の前の作業に集中している——自分の

姿を想像しよう。

やるべきことの計画を立て、それをしている自分の姿を想像するのは、SASの対革命ゲリラ戦闘（CRW）チームのメンバーが、人質救出作戦の訓練で使用する方法の一つでもある。

敵の潜伏先を急襲する前には、敵と交戦して人質を安全な場所に退避させる際の、正確な手順を頭のなかでおさらいする。フラッシュ・バンやスタン・グレネード（どちらも殺傷能力を持たず、爆音と閃光を発する特殊な手りゅう弾）を投げ入れて……室内をさっと見渡し……必要であればマシンガンをババッと手早く撃って……任務完了、撤退。

もちろん、これが有効だというちゃんとした科学的裏付けもある。私たちが何かの動作を想像すると――たとえばテニスでもいい――脳内では実際にやっているときとまったく同じ感覚運動野が働いている。

特に本物の銃弾で訓練をするなんてときには、事前の想像が重要なのだ！

2 やるべきことの内容を細かく分割し、分析する

自分がやるべきことを実行している姿を想像するときには、そのなかで自分が好きではないことについて、そもそも何が好きでないのか、あまりやりたくない原因は何なのかを正確に知ることが重要だ。わかっていれば、対処できるからだ。

自分がなぜ避けるのか、その理由がわかってきたら、それが現実的で対処可能な問題であれ、非合理的で非論理的な恐れであれ、何らかの対策を講じることができる。

3 将来を見据える

先延ばしをする人は、扁桃体が絶対的な力を持っているため、目の前に挑戦しなければならないことがあってもくじけてしまい、長期的な利益を追求することなく短期的な快楽を選ぶ傾向が強い。もしあなたが次回、何か重要なことを先延ばしにしようとする考えが浮かんだら、先延ばしすることを一瞬、先延ばしして、誰もいない静かな場所に両足でしっかりと立ち、こう自問しよう。

ギリギリのやっつけ仕事になってどれだけ後悔するかに比べたら、いま、余裕を持ってきちんと仕上げたほうがどれだけ気分がいいだろう？

4 自分自身と時間契約を結び、それ以外のことから自分を隔離する

先延ばしをする人にとって、仕事とはプリングルズのようなものなのかもしれない。容器のフタはなかなか開かない。しかし一度開けたら、食べるのをやめられない！　つまり、彼らは仕事を始めるのが怖いのだ。

　エネルギーを消耗するこの悪循環を断ち切るためには、次のことをやってほしい。

　まず事前にある時間、たとえば一時間を設定する。そして何でもいいのだが、あなたがやるべき仕事をあなたがやるという契約を自分自身と結ぶ。そして自分を隔離する。これはどういうことかというと、ドアを閉めて〝入室禁止〟の札をかけ、電話の電源を切り、メールもフェイスブックも……あなたがいまやっていることと直接関係のないあらゆることを遮断する。そして六十分ちょうど経過したら、その禁止令を解除する。解除は必ず時間どおりでなければならない！

五十九分後では不可。
六十一分後でも不可だ。
ぴ、っ、た、り一時間後でなくてはならない。
仕事に集中するためのスポットライトは、反応の遅い蛍光灯から素早いレーザービームに変えることだ。

5 時間を短縮する

仕事で先延ばしをする人は、一発大逆転のノックアウト・パンチを決めようとするプロボクサーのようだ。しかし現実にパンチが決まることはなく、情け容赦のない真実が明らかになる頃には、戦いは終わり、より果敢に攻めていた相手に判定負けを喫することになる。

先延ばしをする人が何かを始めようとするときには、まるで一枚板のように長くて切れ目のない、大理石のように滑らかな時間がとれるのを待っている。表面がデコボコした間に合わせの板を、気合いを入れて何とか使ってみる、などということはしないのだ。

もうおわかりだろう。完璧なチャンスを待って、ぐずぐずと時間を無駄にしてはいけない。細切れの短い時間をため込んで、途切れなく続けられる長い時間を待っていてはいけないのだ。あなたの脳の奥深くで、長年好機を待ち続けてたまってしまった短い時間の山を取り除こう。

この章の最後は……先延ばしと完璧主義への対処法だ。

完璧でなくても、とにかくやる

さっきも話したように、先延ばしと完璧主義はセットになっていることが多い。無駄に高い独りよがりの基準を満たすにはたいへんな努力が必要とわかっているため、始める前にあきらめてしまうのだ。前の章で説明した〝学習性無力感〟をおぼえているだろうか？　それと同じで、先延ばしをする人はそもそも挑戦したがらないのだ。

実際に研究結果も、先延ばしにする人がしばしばセルフ・ハンディキャッパー（自分を失敗しやすい状況に追い込んでしまう人）であることを示している。挑戦して失敗するというリスクを冒さず、ウォルター・ミティ（一九五〇年のアメリカ映画『虹を掴む男』の主人公。現実逃避でしょっちゅう白昼夢に浸っている出版社の平凡な校正係。二〇一三年には『ＬＩＦＥ！』のタイトルでリメイクされた）のように、無敵のヒーローのような成功を求める空想癖と染みついた自信のなさが結びついて、実生活での成功が不可能になってしまっているのだ。

先延ばしをする人にとって最悪のシナリオは、能力がないと思われることだ。それよりはチャンスに恵まれないと思われたいのだ。

最終的に何とか仕事に取りかかっても、先延ばしをする完璧主義者は自ら事態をさらに困難にしてしまう。その仕事を〝きちんと〟やろうとしてあまりにも時間をかけすぎ、その結果、もっと重要な仕事に支障を来す。こうやって悪循環に陥っていくのである。

彼らは**収穫逓減の法則**――ある作業を行う場合、ずっと同じ労力を継続的に注ぎ込んでも、ある一定の基準に達すると効率は下がり続ける――には露ほども心を動かされないらしく、まったく意に介さず努力し続ける。

次のことを自問してほしい！

ある作業を七〇％までやるのに二〇分かかる（一分当たりの作業量は三・五％）ときに、これを百％にするためにさらに四〇分（一分当たりの作業量は〇・七五％）かける必要はあるだろうか？

その作業が生死にでもかかわっていない限り、ほとんどの人はノーと答えるだろう。実際、今回のような説明をすれば、完璧主義者で先延ばしをする人もノーと答えるのだ。

しかしそう思ったとはいえ、これを行動に移せるかどうかはまた別の話だ。

あることを頭で納得することは、それを本当にやろうと感じることと同じではない。完璧主義者で先延ばしをする人の場合には、最終的にこれ以上はうまくできないと確信するまで、脳の感情をつかさどる扁桃体がいつまでも作業を続けさせるのだ。

あなたにも自分の行動で思い当たるふしはないだろうか？

もしある場合には、次のような対策をお勧めする。

原理主義者的な白黒をはっきりつけたがる基準を緩めて、グレーで濃淡がぼやけたほどほどの考え方をする。

たとえばあなたが学生で、勉強に関して完璧主義者だとしよう。あなたは毎時間ではないにしても毎日、自分にこう言い続けているのではないだろうか。

「課題で高い評価をもらえなければ、私は価値のない存在だ」

この言葉はあなたをさいなみ、本当はしたくないことを無理矢理やらせる思考上のいじめだ。

では、解決法は？

そう、どんないじめでも解決法は一つだ。こうするしかない。

立ち向かうのだ！

自分の完璧主義を克服するには、あなたの頭のなかの基準が白か黒かの二者択一でも、あなたの頭の外、つまり一般的な日常生活では、そうではないという事実と折り合いをつけるしかない。

すべてはグレーのスペクトラム上にあるのだ。

だから毎晩五時間の勉強時間を二時間に減らし、あとの時間はのんびりリラックスして過ごそう。

言い換えれば、あなたが考える完璧主義がどのような種類のものであれ、あなたは以下のようにする必要がある。

1 いじめを自覚する——「私はすべての課題で素晴らしい成績を残す必要がある」と思い込んでいることを自覚する

2 適切な自問自答をする——「私がいじめに立ち向かって作業を数時間中止したら、短期的には不安になっても長期的には気持ちが落ち着く」

3 適切な行動を取る——二時間で勉強をやめて、友人を夕食に招待し、一晩に五時間も勉強しないことの利点を祝して乾杯する

4 これを繰り返し行い、新たに見つかった自由への不安に敢然と立ち向かい、以前の一晩に五時間勉強する習慣に戻りたいという誘惑を抑える

おわかりだろうか？　これを続けて、**習うより慣れろ！　で完璧主義とさよなら**をするのだ。

しかし、やるべきことはまだ残っている。

もう一つ……こう自問しよう。起こりうる最悪の事態は何か？

私たちが恐れているようなことは、たいていの場合まず起こらないというのはおわかりだろう。私たちは実際よりもずっと悪いことを想像してしまう、何とも素晴らしい能力を持っている。この能力を持っていると、どんなことが起こるのか？　この能力は、失敗に関してだけでなく、他のあらゆることにも影響を及ぼすのだ。

認知行動療法士が先延ばしへの対処法について説明するとき、彼らは「むちを使わないこと」の重要性を力説する。これは具体的には以下のようなことだ。

- ●ミスをするという贅沢を自分自身に許す
- ●ミスをしても自分に罰を与えない
- ●完璧にこなすという考えを自分らしく生きるという考えと一緒にしない（つまり、「完璧でなければ私に価値はない」とは考えない）

お勧めするのは、時折あちこちで妙な失敗をする自分を許すことだけではない。実際、これだけならかなり簡単だろう。お勧めは、失敗すること自体を目標にすることだ。

なぜか？

それは失敗することを目標として作業を続けていると、失敗すること自体がどんどん難しくなるからだ。

セキュリティが最も厳しい刑務所で、ある**悪いサイコパス**が話してくれたこんな話がある。彼は若かりし頃、友人たちと町に出かけては、とあるゲームをやっていたそうだ。バーで女の子に一番たくさん断られるのが誰かを競ったというのだ。賞品はかなり魅力的だ。一番になったら、次に出かけたときの飲み代がすべてタダになる。

これは悪くない！

でもこれで、結果的にどうなったかおわかりだろうか？　断られるのにどんどん慣れてくると――当然のことだが――ヒジ鉄を食らって振られるほうがだんだん難しくなってくることに彼らは気づいたのだ。

結果的に女の子を家にお持ち帰りするのが簡単になったというわけだ！

あなたはどのくらい先延ばし屋か？
診断テスト ➡判定は310ページ

以下の内容について、あなたにとって最も当てはまる回答を以下から選べ。すべてのポイントを合計し、310ページの表であなたのスコアを確認しよう。

0=いつも／1=だいたい／2=ときどき／3=めったにない

質問	0	1	2	3
❶約束を守らず、周囲の人をがっかりさせる。	○	○	○	○
❷なかなか新しいことを始められない。 あるいは、ある計画を別の計画に切り替えるのは嫌い。	○	○	○	○
❸何かを始める前に、ミスをしたらどうしようと心配してしまう。	○	○	○	○
❹簡単なことを先にやって、難しいことは後回しにする。	○	○	○	○
❺あまり重要でないことに時間をかけすぎて、締め切りを守れない。	○	○	○	○
❻仕事場が散らかって雑然としている。	○	○	○	○
❼約束の時間に遅れる。	○	○	○	○
❽実際の行動が当初の理想を超えられないことが多い。	○	○	○	○
❾争いごとや不愉快な状況は、何か別のことをやって避ける。	○	○	○	○
❿周囲には、自分には才能が足りないと思われるよりも 努力が足らないと思われる方がいい。	○	○	○	○
⓫他人からの要求にノーと言うのが難しい。	○	○	○	○

第五章　ここぞというときに、やり遂げる

あなたが何者であれ、善き人であれ

――エイブラハム・リンカーン

大儲けよりも損失を出さないこと

これはロンドンでタクシーに乗ったときの話だ。私は運転手にこう声をかけた。

「景気はどうだい？　人出が多いから、儲かっているだろ？」

運転手は頭を左右に振って言った。

「商売あがったりだ。お天道様のおかげで人は多くても、こんな天気じゃ誰もタクシーには乗らない。みんな公園でのんびりして、酔っぱらおうって算段だよ。私も今夜はサッカーが見たかったんだが、働くことになりそうだ。この車を借りるのに、一日に二百ポンドは稼がなきゃならないんだ。おまけにディーゼル燃料代もかかる。何曜日でもいいから、雨が降って寒くなってほしいよ。ノルマまで稼

いだら、早く上がれるんだけどね」

このタクシー・ドライバーの〝客の少ない日は残業する〟という考え方は正しいのだろうか？ひょっとすると、彼は真逆に考えているのではないだろうか。

つまり、どこででも、いくらでも稼げる日にはアクセルを踏み続けて、最大の利益を上げるべきなのでは？

逆に、客の少ない日は早く切り上げるのが理にかなっているのではないだろうか？　だいたい儲けが少ないのだから損失は少ないし、次の仕事に備えて体力も温存できる。これなら〝災い〟転じて福となす、だろう。これは、まったく的外れの非難だろうか？

この日を境に、私はロンドンでタクシーに乗ると運転手に仕事のやり方を聞くようになった。客の少ない日はどうするのか、また多い日はどうするのか？　この結果には耳を疑った。私が話を聞いたドライバーのかなり多くが、客が多い日よりも少ない日に延々と働き続けていたのだ。

これはなぜだろう？　彼らの働き方はどう考えても理にかなっていない。実は運転手の働き方に最初に異を唱えたのはアンディだ。だからこそ、彼はサイコパスなのである。

私が何を言いたいのかを説明するために、心理学者には昔からおなじみの、あるちょっとした秘密をお教えしよう。もしあなたが知ったら、あなたのものの考え方が永遠に変わってしまう秘密だ。これは人間が成功をどう数値化しているかにかかわることだ。

一九七〇年代に、ある研究者グループが素晴らしい実験を行った。彼らはボランティアの被験者を大勢集めて、一人に二十ポンドずつ渡した。ここで被験者はある選択を迫られる。

選択肢は二つある。一つは二十ポンドをそのままお尻のポケットに入れ、立ち去ること。もう一つは思いがけずに得た収入で、その場でルーレットをやることだ。ボンクラな科学者からさらにお金を巻き上げることも可能というわけだ。

被験者はどう行動しただろうか？

あなたがこの質問に答える前に、実験を行ったもう一つの被験者グループについて話そう。こちらは条件が少々異なる。

最初のグループと同じように、彼らにも二十ポンドのプレゼントが渡された。だが今度はちょっとした仕掛けがある。最初、彼らには五十ポンドが渡されるのだ。しかしそのうち三十ポンドはすぐに取り上げられ、彼らの純粋な取り分は二十ポンドに減ってしまう。

〝失われた〟三十ポンドを取り戻すためには、その分を稼がなくてはならない。そう、もうおわかりだろう。手に入れたばかりの二十ポンドでルーレットの賭けをやることによって、だ。

だがもちろん、賭けなどせずそのまま二十ポンドを持ち帰ることもできる。

さて、彼らはどうしただろう？

ありがとうと言ってそのまま帰るのは第一グループの被験者のほうが多い、と考えたのなら、あなたは正しい。

第一グループでは、ほぼすべての被験者が「それじゃあ、また」と言って帰るのだ。

しかし何らかの奇妙な理由で、第二グループの被験者は残る。二十ポンド得をしたとは思えず、どうしても三十ポンド損をしたと思ってしまい、その分を取り戻そうとするのだ。

これはタクシー運転手とまったく同じだ。彼らはお客の多い日に最大の利益を上げるべく余計に働くのではなく、少ない日に損失を回避しようと余計に働く。つまり人間は大儲けをするよりも、損失を出さないことをより強く意識しているのだ。

その結果、最終的な利益は減少してしまうのだ。

敗北を回避するより金を儲けろ

この実験結果は心理学界を驚かせた。そしてあなたのご想像どおり、経済界もだ。同様の実験が数多く行われたが、最終的なメッセージは同じだった。私たちはプラスの蛇口を開けるよりも、マイナスの蛇口を閉めることにはるかに意識を集中しているのだ。

これはお金のことだけでなく、生活全般に当てはまる。

なぜあの夜バーで、せっかくチャンスがあったのに、ゴージャスな美女またはイケメンに声をかけなかったのか？　友だちの前で拒絶されるかもしれないリスクのほうが、理想的な恋人候補の携帯番号を聞き出せる栄光よりも大きかったからだろうか？

なぜ昨日の朝、プロジェクトの立ち上げで質問はないかとマーケティング部長が聞いたときに、手を上げられなかったのか？　売上表の疑問点を解消するよりも、チーム全員の前で恥をかくリスクを避けることのほうが、とりあえずは重要だと思ったからだろうか？

なぜ火曜の夜に帰宅中、地下鉄で空いていた席に座ろうとしなかったのか？　あなたの向かいで席をじろじろ見ていた男性との席取り合戦に負けたら、自宅の最寄り駅までしばらくの間、彼の前で立ちっぱなしになって気まずい思いをしなければならないからだろうか？

こうした私の予想は、あながち外れてはいないはずだ。

では挑戦しなかったことで、結果はどうなっただろうか？

あなたは手ぶらでバーをあとにした。

今回も！

あなたは売上表の予想数値について同僚に聞かねばならなくなり、彼女はたちまち横柄な態度になる。なぜなら彼女にはあなたに販売活動について個人授業をする以外に、やるべきことが山ほどあるからだ。

もちろんあなたの知り合いにも、勇敢な人、積極的な人はいるだろう。両手の指を胸の前で組み合わせ、親指をくるくる回しながら〝もし〟ばかり考えて座り込んでいるようなことはしない。〝とにかくやってみる〟ことを好む人たちだ。そして多くの場合、そういう人は思わぬ幸運にめぐりあっているように見える。私たちは彼らを少し変わり者だと思う反面、心の奥底では、ちょっとでもそんなふうに行動できたらいいなと願っている。

これは言いにくいことなのだが、世間には、常に他者よりも〝合理的〟な人たちがいる。

それはなぜだろうか？　こうした超論理的な合理主義者と私たちの根本的な違いは何なのだろう？

脳の画像化技術が進歩したことで、最近の研究はこの疑問に対する答えに文字どおり〝光を〟当て始めている。

さて、その答えとは何だろうか？

まだ最終的な結論には至っていないが、発見事項は研究者にとってなるほどと思えるものだ。

先ほどのとどまるべきか、帰るべきかのような疑似ギャンブルのシナリオで、より多くのお金を得る人、つまりギャンブルをせずに帰る人は、脳に顕著な生物学的特徴がある。彼らの前頭前皮質（論理的思考省の大臣の執務室）は、ルーレットをした人の前頭前皮質より人材も装備も揃っているのだ。

言い換えると、ギャンブルをしなかった人は、彼らよりも合理的な思考ができない人（＝ギャンブルをした人）に比べて扁桃体の指示をはるかに受けにくい――つまり脳の感情特別委員会からのプレッシャーに屈しにくいのだ。

とすると、サイコパスは感情省の職員数が足りないせいで、非サイコパスよりも〝勝利を求めて突っ走る〟傾向が強いということなのだろうか？　サイコパスは自分に起こった悪いことにあまり悩まず、人生の明るい面を見る傾向が強いのだろうか？

科学はそうであることを示唆している。

サイコパスと非サイコパスの被験者で、たとえばできるだけ早く簡単な規則を覚えさせるといった単純な記憶のパフォーマンスを比べてみたところ、非常に大きな違いが見られた。間違えたら電気ショックで罰を与えるという場合には、サイコパスが覚えるのは非サイコパスより遅かった。しかし成績がよかったら、電気ショックを受けずに済むだけでなく金銭的な報酬も得られるように変更したところ、結果は一変した。今度はサイコパスのほうが、早く覚えたのだ。

この結果は、心理学界のこれまでの定説を一変させるものだ。

私たちにはおそらく、第三章で古代ギリシャの哲学者エピクロスから学んだように、生まれつき苦痛よりも快楽を追求する傾向がある。これは負けることを避け、勝つことを追求するということだ。

しかし詳細に検討してみると、どんな状況でもその選択をしているわけではない。

自分の身が危険な切羽詰まった状況では、とても興味深いことが起こっている。快楽を追求するよりも、苦痛を避けることのほうがはるかに重要になる。私たちは勝利を獲得するよりも敗北を回避することに、はるかに懸命になるのだ。

ただ、これはサイコパスでなければ、の話だ。

サイコパスは、何らかの報酬があり、何とか〝対処〟できると考えたら、それに挑んでいく。〝すべきだった〟とか〝もしあのとき〟なんて絶対に後悔しない。彼らのメンタリティは、まさにかかってきやがれ！　なのだ。

人生を大きく変える六つのやるべきこと

実践的なヒント：ここからは、**目標を設定する、目標を達成する、目標を上回る結果を出す**ためのノウハウを伝授しよう……。

私はそのための心構えを構成する要素を正確に分析し、六つのやるべきことの特定に成功した。これを適切に実行すれば、あなたは、人生を大きく変えることができる。

自分の望むものを手に入れられるだけでなく、自分の考えを明確化することもできる。問題は、あなたが手に入れたものが、そもそも本当にあなたが望んでいたものなのか、ということなのだ。

1 自分が本当に望んでいるものが何かを理解する

何をいまさらと思うかもしれないが、そもそも自分の目標が何かがわからないせいで、目標を達成できない人がどれだけ多いかを知ったら、あなたも驚くはずだ！

結論はこういうことだ。

何かを手に入れるためには、まずそれが何かを知る必要がある。そしてこれは、思ったほど簡単ではない。

どんな目標でも、達成するためには次の二つが必要だ。

行動すること
思考すること

しかし実際には、非常に多くの行動が、怠惰で不適切な思考の結果を取り消すために行われている。

サッカーの元イングランド代表ゴールキーパー、デイヴィッド・ジェームズは、かつてとても面白い話をしてくれた。

「もし試合の九十分間、ゴールキーパーが常に完璧なポジションにいるとしたら、観客が望んでいるような大胆で鮮やかなスーパーセーブは絶対に見られない。ありきたりのつまらないセーブばかりになってしまう。

偉大なゴールキーパーとは、必要なときに必要な場所にいることが最も多いキーパーのことだ。だいたいゴールの端から端まで横っ飛びして、指の先で何とかボール

成功は行動と思考の組み合わせに左右される

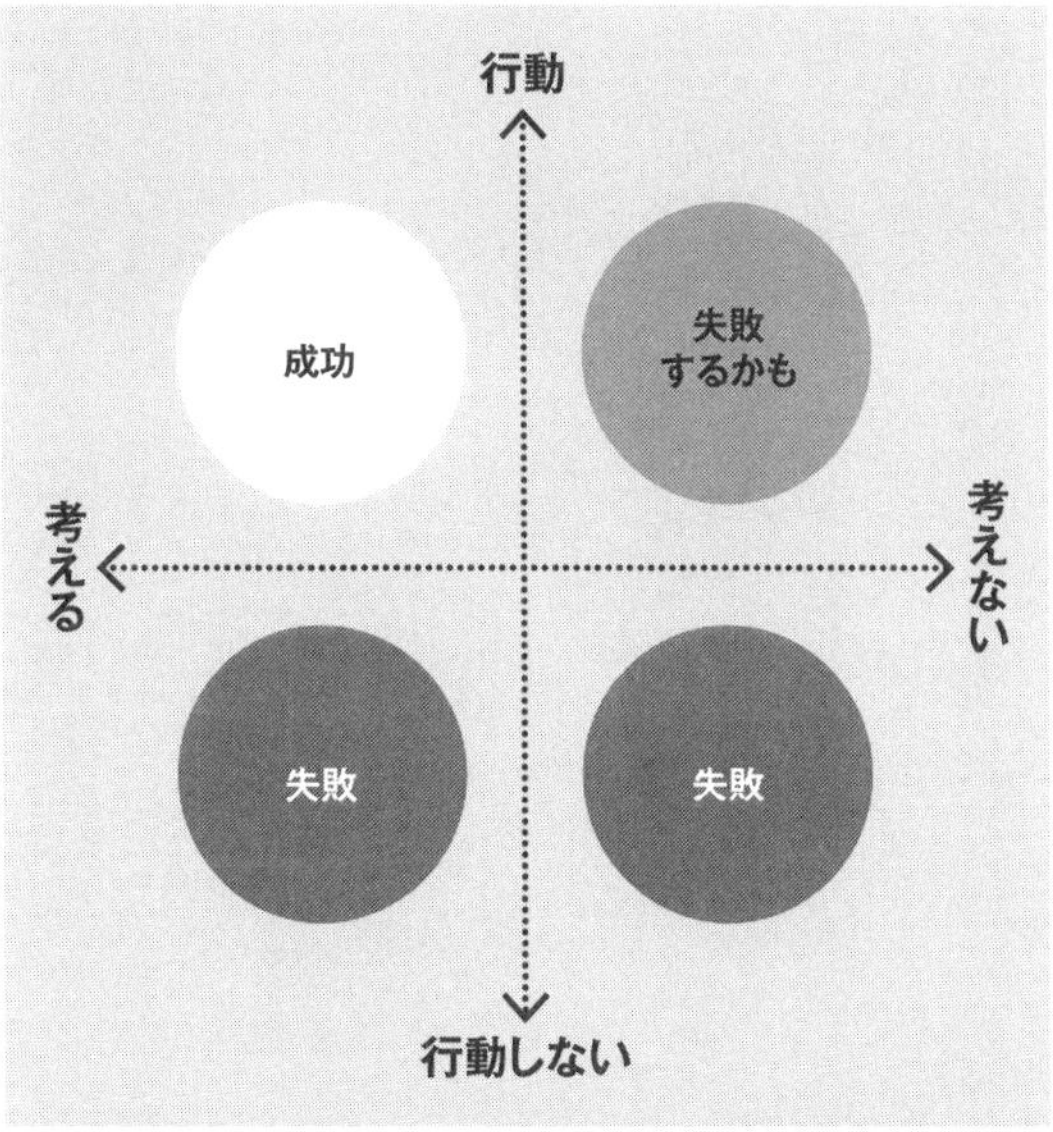

をかき出すなんてのは、はなからポジション取りが間違ってるってことだからね」

これは的を射てはいないだろうか？　頭のいいゴールキーパーなら、状況を読んで相手プレーヤーの行動を予測し、自分のポジションを調整できる。そうすれば並外れた身体的能力に頼る頻度は少なくて済むはずだ。

2 自分が本当に望むものがわかったら……全力で取り組む

自分のほしいものが何かわかったら――このためには冷酷なまでに自分自身に正直になって徹底的に自問自答し、答えが出たと思ってももう一度まったく同じことを繰り返す――次のステップはその目標に向かって全力で取り組むことだ。

単に取り組むだけではダメ。全力で取り組まなくてはならない！

この二つはまったく違うことなのだ。

たしかにスタンダード・クラスの取り組みでもプレミアム・クラスの取り組みでも、あなたのプランを予定どおりに完了させることはできるだろう。しかしプレミアムのほうがスタンダードよりもずっと効率的で、まったくの変更なしでプランを完了させる可能性が格段に高い。

では、取り組みと全力での取り組みの具体的な違いは何だろうか？

たとえば日常生活の目標として、ダイエット、禁煙、そして何かで一番になることで考えてみよう。

●ダイエットをすることへの取り組みは、食事内容を検討することである

ダイエットをすることに全力で取り組むことは、食事内容を検討し、定期的に運動し、外食を減らし、家庭に高脂肪の食品を持ち込まないことである。

●禁煙への取り組みは、ある期間ごと、たとえば一週間ごとにタバコの本数を徐々に減らすことである

禁煙に全力で取り組むことは、タバコの本数を減らし、ニコチン・パッチを貼り、タバコの吸い殻と水が入った気分の悪くなるようなビンを仕事場のデスクに置き、禁煙のイライラを紛らわすために運動を始め、タバコを吸う友人と出かけたり喫煙と縁の深い場所（バーなど）に入りびたるといった喫煙の〝引き金〟となる行為を避けることである。

●何かで一番になるための取り組みは、長期間にわたって努力し続けることである

何かで一番になるために全力で取り組むことは、他のあらゆることを犠牲にして長期間にわたって努力し続け、ずっと成果がなくても努力し続ける覚悟をすることである。

桁外れな取り組みは、桁外れな成功を生む。

そして単なる取り組みと全力での取り組みで違いを生じさせるのは、行動だけではない。思考でも差は生じる。たとえばトップクラスのスポーツ選手や実業家も、特殊部隊の兵士と同じく、ここぞという大会や取引の前には絶対に失敗をすることなど考えない。

それはなぜか。失敗を考えないこと自体が成功の役に立つのか？　もちろんそうではない！

第三章の高度一千メートルの上空で板の上を歩く話にたとえれば、ほんの一瞬でも自分が高所にいるかもしれないという疑念を持ってしまうと、たとえ低い場所にいても自信が音を立てて崩れていくからである。だから彼らは「すべてが失敗に終わったらどうしよう」と考えるのではなく、「成功させるには何が必要か」と考えるのだ。

本当の**よいサイコパス**式の考え方では、損失の可能性ではなく利益の可能性に意識を集中させる。

そしてこの何に集中するかのシンプルな違いが、オリンピックの金メダリストやSASの隊員と……誰だろう、そう、彼らと戦って負けた人々とを分けているのだ。

スヌーカーで七度の世界チャンピオンに輝いたスティーブン・ヘンドリーは、ジミー・ホワイトがクルーシブル劇場（イギリス、シェフィールドにあり、一九七七年から毎年世界スヌーカー選手権が開催されている会場）で、あと一歩のところで何度も世界チャンピオンを逃していることに少しでも同情するかと聞かれて、こう答えている。

「かわいそうだとはまったく思わない。彼が目標を達成できなくても、僕には何の関係もない。スポーツ選手ってのは、残酷な職業なんだ」

またあるときには、自分の並外れた成功の裏にあるモチベーションを、次のように語っている。

「敵を打ちのめして、倒れたところに蹴りを入れるのは気分がいい。これがスポーツの醍醐味で、プレーする唯一の理由だ」

3 効率化する

水泳選手は体毛を剃る。自転車競技の選手は奇妙な形のヘルメットをかぶる。短距離走の選手は、ピチピチのライクラ製ジャンプスーツに体を押し込む。なぜか？　それは前進する動きを妨げる、ほんのわずかな抵抗さえも削り落とすためだ。

世界トップレベルの選手が競うスポーツにおいては、たった〇・一秒の差が金メダルか銀メダルか、世界記録かそうでないか、五輪に出場するか自宅でテレビ観戦するかの違いを生む場合がある。同様に世界トップレベルの軍事行動では、そのたった〇・一秒の差が敵の頭に一発銃弾をぶち込むか……無実の数万人が死ぬことになるかの差を生むことがある。

だからこそ戦いの舞台に立つ一流の者たちは、あらゆる手を尽くす。彼らがプールで、競輪場で、陸上競技場で、人質が拘束されている大使館でそれぞれの戦いを始めたとき、そのあらゆる動作は最大効率でゴールラインを目指している。

あなたも同じことをしなければならない！

もちろん、脱毛しろ、ライクラ製のジャンプスーツを着ろと言っているわけではない。しかし金メダルを獲得する可能性を最大限に高めたいなら、あなたのやるすべてのことが空気力学的に理にかなっていて、できる限り直線的かつ高速であなたをゴールに導くようにしなければならない。

こう自問する習慣をつけるといい。〝いま、この瞬間に私がやっていることは、自分の目標達成に、いくらかでも役立っているか？〟と。

これを始めてしばらくすると、一日のうちに何回か決まった時間に自問するという簡単な行為が、時間の使い方に大きな影響を与えていることがわかってくるはずだ。

もしあなたが、自分自身の表彰台に立って自分だけの国歌を聞きながら、自分で選んだ重要人物にメダルをかけてもらうために真剣に努力しているとしたら、それとは直接的に関係のないことに時間を無駄にする必要があるだろうか？　答えは簡単だ。もしあなたが自分の目標達成に役立たないことを、さらに悪いことに達成を妨げるようなことまでしているとしたら、ぜひ次のようにすべきだ。


そんなクソみたいなこと、やめちまえ！


そう、そんなクソみたいなことは、いますぐやめてしまおう！

自分の行動や振る舞いは、チーム自分の複数のプレーヤーがやっていることだと考えよう。あるプレーヤーが自分の役目を果たしていないときには、解雇通知をたたきつけて、新しいプレーヤーを招き入れよう。

もちろんやるのは今日中だ！

4 結果を重視する

人生で得られる最も容赦のない教訓の一つは、どれだけ頑張っても、効率的でなければ意味がないということだ。

神から与えられたすべての時間を費やしているのに何もやり遂げられないという人がいる！　そういう人はいつも一生懸命に見えるのに、どうも結果を出すことができないらしい。そう、あなたももう確信しているはずだ。もし成功したいなら、あなたはそういう人になってはいけないのだ！

これはイングランドのサッカー界で名将とうたわれたブライアン・クラフ監督が、ある重要な試合のハーフタイムでインタビューを受けたときのことだ。ボール支配率は相手チームのほうが高く、ジャーナリストはすぐにそのことを切り出した。

クラフはにっこりと笑って、後ろを見ろと手振りで示してこう言った。

「スコアボードはどうなってる？」

一対〇でクラフのチームが勝っていた。

成功は行動と思考の組み合わせに左右される

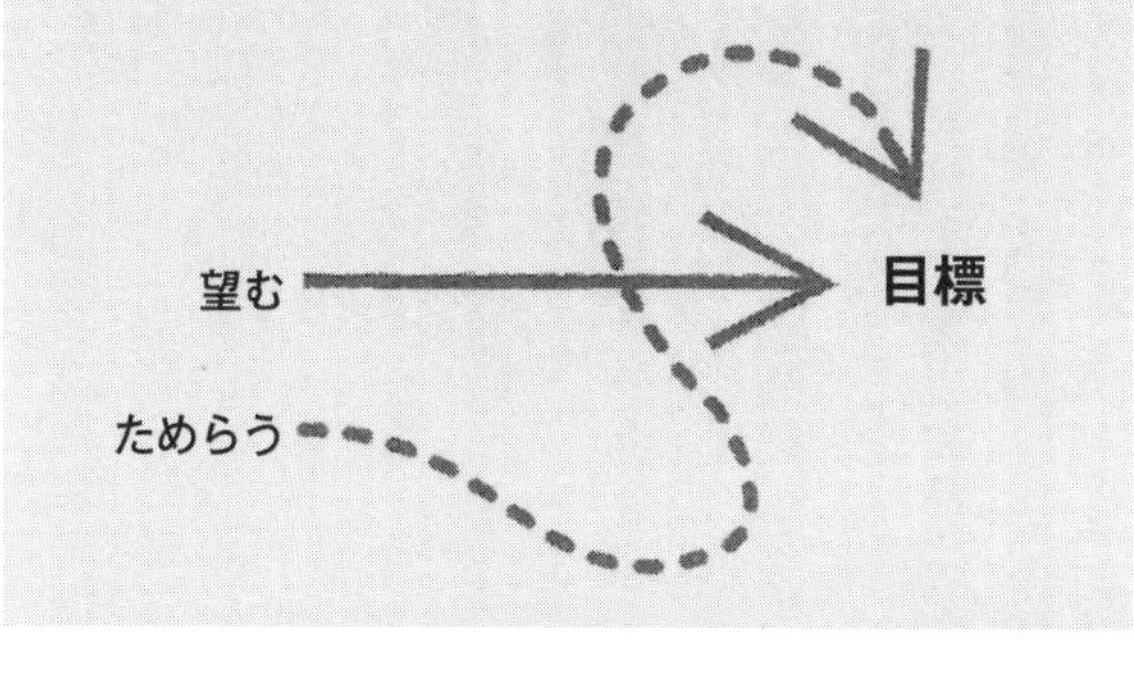

この短いエピソードには、サッカーだけでなくあらゆる職業に通じる深遠な真理が含まれている。ピッチのどこにでも、高い技術で優雅にボールを回せるのは素晴らしいことだ。しかし敵陣のゴールネットを揺らすことができなければ、スタジアムへの移動バスに座ったまま出てこないのと一緒だ。

新しい服を買って髪型をバッチリ決め、会社の飲み会でお目当ての男性の隣をまんまとせしめても……その相手をデートに誘うことができないとしたら？

何ヵ月にもわたって始業前から終業過ぎまで働いたり、履歴書に無用の資格ばかり増やしても……昇給も転職もできないとしたら？

何日も、何週間も、何ヵ月も前から売り込み計画を立てていたのに、実際の交渉の場で相手に肝心な譲歩を頼めなかったとしたら？

もちろん、誰でもそういう傾向は多少ある。人間とはそういうものだ。心理学者がこの傾向に名前をつけているほどだ。これは接近–回避型葛藤という。

接近–回避型葛藤とは、重要な目標の達成が近づいてきたときに、私たちが経験する不安の高まりのことだ。待ち望んでいるものがずっと遠くにあるときには、その日が来るのは待ち遠しくてたまらない。しかしそれがすぐ近くまで来ると、私たちは遠ざけたくなってしまうのだ。

しかし、**よいサイコパス**ならこんな行動はとらない。

話は変わるが、今度、ウィンブルドンでアンディ・マレー（イギリス出身のプロテニス選手）を見る機会があったら、次の点に注意してほしい。それはテニスで試合に勝つ選手は、必ずしも最も多くのポイントを奪った選手ではない、ということだ。勝つのはここぞというときにポイントを奪う選手なのだ。

誰だって二セット先取して、レシーブゲームでフォーティー・ラブとリードしていたら、いいプレーができるし、カッコよくも見える。でももし二セット先取されて、自分のサービスゲームをあと一ポイントで落としてしまうというときに、どれだけいいプレーができるだろうか。

5 たとえでイメージする

あえて説明させていただくと、説明する内容の〝前ふり〟として、私たちがスポーツのたとえを数多く使っているのは偶然ではない。

自分にピッタリのたとえを見つけ、それを使って自分の目標と成功を妨げるかもしれない潜在的な障害をイメージすると、成功する可能性が大幅に高まることが研究によって示されている。

たとえばあなたが競馬好きなら、〝障害〟ではなく障害物という言葉を使うといいかもしれない。レースのコースにどんな障害物がどんな順番で並んでいるかの正確なリストを作成し、落馬しないように注意しながらその障害物を一つずつ飛び越えることを想像するといいだろう。

もしあなたがライバルとの一連の交渉がうまくいかずに行き詰まっていたら、綱引きとして状況を見直すといいかもしれない。泥沼に引きずり込まれるのを回避するには二つのオプションがある。一つは奮起してさらに強くひっぱる。もう一つは綱を放すことだ。

あなたが車好きで飛行機嫌いなら、乱気流のことは道路の深い穴のように考えるとよいかもしれない。

ここからは私の話になるが、一年ほど前、仲のよかった友人が急死した。あまりに突然のことで、私は少し落ち込んでしまった。すると一週間後くらいに、私の郵便受けにカードが届いた。

アンディからだった。

彼はこう書いてきた。

人生というのは困難な任務だ。私たちは誰もが特殊部隊の兵士で、毎日、敵陣でとんでもないプレッシャーを受けながら、〇・一秒単位で大小さまざまな決定を下すことを求められている。起きることのほとんどは私たちの力の及ばないことだし、状況を十分に把握できないまま、私たちは行動しなければならない。しかも周囲には危険や狂気、悲しみや失望があふれている。曳光弾が上空で光って、私たちの未来が一瞬で決まってしまうこともある。

自分が何者であれ、誰もが最善を尽くさなければならない。人は自分にとって一番大切な人が捕まったり、銃弾に倒れたり、作戦で行方不明になっても、苦しみながら痛みに耐え、歯を食いしばり、立ち向かい、微笑み、大笑いして、背負う荷物が重すぎて腰が曲がろうとも、前に進み続けなければならない。

人生には、もしものときの安全装置なんてものはないのだから。

アンディは**よいサイコパス**だと私は何度も言ってきたが、まさにそのとおりだった。私は彼との共著である本書に取りかかり、二人で締め切りも決めた。

でもここまでのたとえがあなたにはピンと来なかったとしても、問題はない。自分に当てはまる、自分にとって意味のあるたとえを何か探して、その枠組みで自分の目標をとらえ直せばいいのだ。自分なりのたとえで、自分が目標を達成するために定めた計画を検討しよう。この作業がもたらす〝継続する力〟がどれだけ大きいかを知れば、あなたは驚くことになるだろう！

6 最適な時間帯

何事にもふさわしい時と場所がある。少なくとも、ことわざはそう言っている。そして現在では、それを証明する科学がある。

たいていの人は、ペットのラブラドールが車にひかれたばかりの上司に、休暇を取りたいと頼むのは最高のタイミングではない、とわかる常識を持っているだろう。

しかしほとんどの人が知らないのは、あなたが何を成功させたいかによって、その成功に最適な条件が揃う最高の時間帯が、一日の二十四時間のうちに存在するということだ。

自分の能力を最大限に発揮するためには、この時間帯に合うよう作業時間を調整すればよい。以下にその詳細を示すので、あなたも自分の目標に最も関係する時間帯を選ぶとよいだろう。先ほどのテニスのたとえに戻ると、決めるだけでは十分ではなく、適切なタイミングで決める必要がある、ということだ。

たとえばあなたの仕事が批判的な考え方と意思決定に関わるものであれば、その能力が最大になるのは朝だ。

集中力を維持するのに最適な時間は午前中だ。なぜなら集中するには意思の力が必要であり、意思の力は筋肉が疲れていくように、朝から夜へと時間が進むにつれて徐々に弱くなって、精神的な乳酸がたまっていくからだ。

たとえばこんな研究がある。ボランティアの被験者に焼きたてのクッキーの香りがする部屋に入ってもらい、そのあとテーブルである二つの食べ物を提供する。一つは甘い香りのするクッキー。もう一つはダイコンである。被験者の半分はクッキーを食べるよう、残りの半分はダイコンをかじるよう指示される。その後はどちらのグループにも、三〇分で難しい幾何学模様のパズルに取り組んでもらった。

先にあきらめてしまったのはどちらのグループか、おわかりだろうか?

そう、そのとおり!

ダイコンを食べるよう指示された（そしておいしそうなクッキーが食べられなかった）被験者は、わずか平均八分でパズルをあきらめてしまった。一方で、ムシャムシャとおいしくクッキーを食べた被験者は、十九分近く続けた。

精神論の話?

いやいや、意思の力は限られた資源なのだ。

誰にでも、ここぞという重要なときがある。たとえば最近のある研究は、裁判官が仮釈放を許可する決定が、食事休憩の前後で異なる結果になることを示している。なんと休憩前には許されないと考えられていた件でも、約六十五％が休憩後には許可されるという。しかし社会的に多大な影響力を持つ人々、たとえば権力者や企業の意思決定者は、すでにこのことをわかりすぎるくらいわかっている。たとえばアメリカのオバマ大統領がグレーか青のスーツしか着ないことはご存じだろうか？

彼には一日のうちに下さなければならない重要な決定が山ほどあるので、毎朝、何を着るかについては悩まないようにしているのだ。グレーか青のスーツを着るのは、頭をできるだけクリアにし、かつエネルギーレベルをできるだけ高く維持するためだ。これなら最重要案件で最善の対応ができる。オバマ大統領は、そのためにあらゆる手段を講じているのだ。

また正午から午後四時までが、職場で最も気が散る時間だということはご存じだろうか？　正直なところ、私たちは二人とも知らなかった！　でもここまで私たちが集めてきた情報を考えると納得がいく。特にランチを抜いた場合、この時間帯の集中力は最悪になる。

午前中（または昼食後）にパソコンを使う前には、熱めのシャワーを浴びるといい。体温が少し上がって、作業記憶と覚醒状態の両方が刺激されると示されている。この二つは認知力を持続させる重要な要素なのだ。

一方で創造性で勝負という人にお伝えしたいのは、インスピレーションの高まりが眠気の高まりと同期することが多いという傾向だ。一般的な就業時間で働く成人の場合、これはだいたい午後二時前後である。

これはなぜかというと、脳が疲れてくると思考プロセスは散漫になり、鋭いビームではなく、ぼんやりと円形に広がる光のように考えるようになる。そして思考は一つのアイデアから別のアイデアへ漂流し、集中した頭ではしない連想をするようになるからだ。

次はメールだ。メールに最適な時間などあるのだろうか？

まず、いつもどんなふうに送っているか考えてみてほしい。ちょっと空き時間ができたときに、メッセージを考えて〝送信〟ボタンを押しているだけなのでは？

これではダメなのだ！

研究はメールが、送られる時間帯によっては大いなる力を発揮する黒魔術であることを示している。

具体的に言うと、仕事関係のメッセージを送るのに最適な時間は、仕事を終える人が最も多い時間帯、平均すると午後五時から六時であると調査結果は明らかにしている。これは多くの人が作業を終わらせて、家に帰る支度を始めるときだ。

この時間に送信されるマーケティングのメールは二十六％が開封されるが、全体の平均は十七％にすぎない。しかし次の表に示すように、最適な時間帯は業種によって異なる。

疑問をお持ちの方は、以下の一般的な法則をお読みいただきたい。

●午前〇時から翌朝七時までに送付されるすべてのメールのうち、開封されるのはわずか四%である。

●**お金と健康管理**は、夜中に眠れなくなる心配事の二大要因である。送信するメッセージをなるべく読んでもらうには、この話題に絡めたメールを**午前中**に送るとよい。

●**求人**関係のメールは、午前六時から午前七時の間に送信された場合は三分の一が読まれる。平均ではわずか一六%しか開封されないが、なぜか？ これは〝前途有望な従業員が、今日一日の作業の優先順位をつけるべく奮闘している時間帯だから〟である。

●午前一〇時から午前一一時の間に送信された**ホテルの宣伝**メールの四分の一近くは開封される。その理由は？ お楽しみやレジャーが多くの人にとって最重要事項になるのは、徐々に仕事モードになるときだからである！

●メールがあまり開封されなくなるのは、正午から午後三時。これはちょっと前にも話したとおり、職場で最も気が散る時間帯である。例外は省エネ、持続可能性、エネルギー、テクノロジーなどの環境問題を扱ったメールだ。この業種の人は意思の力が強いのか？ これは検証する価値がある！

●午後三時から午後五時の間はメールの開封率が徐々に高くなる。これは特に旅行業界のメールに顕著だ。午後三時に送信された旅行関係のe－メールは開封率が四十一％で全業種の平均を大きく上回っている。

●午後七時から午後九時には人間の活動が少しだけ活発になる。慎重な検討を必要とするメール、たとえば自動車、教育、保険関連のメールは、この時間に送るのが最も効果的だ。なぜなら仕事関係のことに気を取られることなく、すべての注意をメールに注ぐことが可能だからだ。

●午後九時以降はメール開封率が急激に低下するが、レジャーと旅行関連のメッセージは例外で、その三分の一以上が午後一〇時から午後一一時の間に開封されている。

おそらく一日の終わりには、誰もが現実逃避者になっているのだろう。

業種別のメールを送る最適な時間帯

業種	最適な時間帯
金融	午前7時～10時
ホテル	午前10時～11時
小売業	午前10時～11時 または午後4時～6時
レジャー産業	午前10時～正午 または午後10時～11時
テクノロジー	正午～午後3時
環境関連／エネルギー	正午～午後3時
旅行	午後3時または 午後10時～11時
慈善事業	午後4時～6時
マーケティング	午後5時～7時
出版	午後7時～8時
教育	午後7時～9時
自動車	午後7時～9時
イベント	午後8時～9時

あなたはどのくらい ここぞというときに行動できるか？ 診断テスト

➡判定は311ページ

以下の内容について、あなたにとって最も当てはまる回答を以下から選べ。すべてのポイントを合計し、311 ページの表であなたのスコアを確認しよう。

0=絶対にそう思わない／1=そう思わない／2=そう思う／3=絶対にそう思う

質問	0	1	2	3
❶自分が何を望んでいるかがわかっていて、それを得るために恐れることなく行動する。	○	○	○	○
❷プレッシャーがあることで最大の実力を発揮できる。	○	○	○	○
❸失敗しても立ち直りが早い。	○	○	○	○
❹長期的な利益のために短期的な楽しみを犠牲にできる。	○	○	○	○
❺目標を決めたら必ずやり遂げる。	○	○	○	○
❻愛される敗者よりも嫌われる勝者になりたい。	○	○	○	○
❼関係のない一切を遮断して、重要なことに集中できる。	○	○	○	○
❽自分の成功が他人の犠牲の上に成り立っていても気にならない。それは彼らの問題だ。	○	○	○	○
❾可能性がフィフティ・フィフティなら、やってみる。	○	○	○	○
❿批判されても自信は揺るがない。	○	○	○	○
⓫そう簡単には怖じ気づかない。	○	○	○	○

第六章　自分に正直になり、〝自信〟という土台を築く

私をためらわせてきたのは恐怖だったと思う。
でも私は楽屋に入って、真正面から恐怖に立ち向かったの。
――レディー・ガガ

コインの手品でもしてみようか

本章はちょっとした手品から始めたいと思う。手品を紙上でやっても、あまりうまくいかないかもしれないが。まあいい、とにかくやってみよう。

あなたの前には五枚のコインがある。五十ペンス、二十ペンス、十ペンス、五ペンス、そして一ペニー（ペニーの複数形がペンス）のコインが一枚ずつだ。

手品一。ここで私は、あなたが約一分後に私に渡す硬貨を予想しておく。というか、私はすでにその答えを一七五ページの下に記している。

ステップ一

それじゃあ、まず三枚の硬貨を手に取って、私のほうに差し出してほしい。便宜上、あなたが五十ペンス、二十ペンス、一ペニーの硬貨を選び、五ペンスと十ペンスを捨てたとしよう。

いいかな？　よし！

ステップ二

次にこの三枚のなかから一枚を選んで、それを捨てる。今度も便宜上、二十ペンスを選んだとしよう。

これでテーブルの上には二枚の硬貨が残っていることになる。

ステップ三

次は残っている二枚のなかから一枚を選び、それを私のほうに差し出してほしい。選んだのは五十ペンスだとしよう。

これであなたのもとには一枚の硬貨が残っているはずだ。今回の場合は一ペニーだ。

ステップ四

その一ペニーを手に取って、私に渡してほしい。そうしたら一七五ページを見て、私の予想が正しかったかどうか、見てほしい。

皆さん、これが手品だ！

実際、これは手品でも何でもない。あなたはわかっていただろうか？　これは**強制選択の法則**と呼ばれる、心理学ではとても巧妙な手法だ。

強制選択は、マインド・コントロールの多くの〝デモンストレーション〟で使われている。とても強力で、うまくやれば、相手の心を操ろうとする輩《やから》にとってはものすごく便利な手法である。しかも、ほとんど気づかれることはない。無色無臭で実質的に検出不可能な一酸化炭素も同然で、原理的にはとてもシンプルなものだ。

さて、種明かしの前に二回目の予測（手品二）をすることにしよう。この答えは一七五ページの下にある。

今度はステップ一で、あなたが五十ペンス、二十ペンス、十ペンスの硬貨を私に差し出したとしよう。残りは五ペンスと一ペニーだ。これならステップ数を省略できて、私の仕事は楽になる！

次のステップ二では、残っている二枚から一枚を選んでもらうだけでいい。あなたが手に取ったのが一ペニーなら、それもさっきの三枚と一緒に捨てていただこう。

これでテーブルに残っているのは五ペンスの硬貨だけになる。

だがもし、あなたが手に取ったのが五ペンスでテーブルに一ペニーが残っていたら、五ペンスをそのまま渡していただこう。

さあ、二回目の予想が合っていたかどうかチェックしてみてほしい。

これは手品ではない。心理学なのだ！

慈善事業は〝上から目線〟である

この話で何を伝えようとしているのか、この段階ではあなたにはさっぱりわからず、疑問にお思いかもしれない。この章は自分に正直になるという信念のために勇気を持てと奨励する章であるはずなのに、なぜ最初に取り上げるのが、意思決定プロセスから自由意思らしきものを積極的に排除して成り立つ、うさん臭い手品なのだろう？

あなたはもうお気づきだと確信しているが、まさしくこの手品は自由意思を排除することによって成立している。あなたの手に残る硬貨を私は事前に決めていて、それに合わせて指示を調整しているだけなのだ。たとえば手品一のステップ二ではどうなるか。私の予想が二十ペンスの場合、あなたがもし二十ペンスを〝捨てる〟ために手に取ったら、私はすぐにそれを私に渡すよう指示して予想が外れないようにする。手品一のステップ三で私の予想が五十ペンスの場合、もしあなたが五十ペンスを私に差し出したら、それをあなたが五十ペンスを捨てたのではなく〝選んだ〟証拠として、でっちあげることができる。

先ほどのあなたの疑問への答えに、あなたは驚くかもしれない。最初にあの手品を紹介したのは、私たちの誰もが、いつも決定を下しているからだ。一日中。毎日。しないわけにはいかない。決断しないという特権は許されないのだ。これは誰でも同じだ。

丸一日くらいなら決断を下さずに過ごせると、あなたは思うかもしれない。しかし実際には、たった一日の間にも私たちは数えきれないほどの決断を下している。

事実、毎日毎日、その一秒一秒に私たちは次のような決定を下し続けているのだ。

- この位置に座る決定
- あの位置に座る決定
- 足をかく決定
- 鼻をかく決定
- 近寄る決定
- 遠ざかる決定
- この本を買う決定
- この本を読むのをやめる決定

たしかに、これらの決定の多くは無意識のうちに下されている。決定を下すのに労力を払っていることに、あなたは気づいていないかもしれない。決定を下すために判断をしなければならなかったことさえ、感じていないかもしれない。しかし、実際には決定を〝下して〟いるのだ。

私たちがどのように決定を下しているのかについて、現在、科学者たちは非常に興味深いあることを明らかにしつつある。これによって、科学者は私たちがどのように生きているかをより詳細に検討し始めているが、また同時に私たち自身も、私たちがどのように生きているかを見つめ直すべきであろう。そのあることとは、以下である。

無意識は私たちが考えている以上に、私たちの選択において重要な役割を果たしている。

脚を組もうか、紅茶を飲もうかといった些細な決定だけではない。重大な決断でも同じだ。たとえば慈善活動に寄付をしようか、またはある行動が道徳的に正しいか、間違っているかのような判断をするとき。そして自分が不安に思っているか、自信を持っているかのような判断においても、無意識は大きな役目を果たしているのだ。

ほんのちょっぴり、軽く、ヒジでつつかれるだけで、私たちはこのことに気づき、行動を変えることができる。数世紀にわたって無意識に接してきたせいで、知らず知らずのうちに私たちに組み込まれている、日常的な表現にも気づくことができる。

たとえば研究によって、以下のことが明らかになっている。

●英語では道徳的に優れた行動を取るときに、〝**道徳的に高い立場を取る**（take the moral high ground）〟という言い方をするが、英語圏では実際に高い場所のほうが道徳的にも優れていると感じられている。そのため、人々はエスカレーターの一番下の地点よりも一番高い地点にある募金箱にお金を入れることが多い。

●英語では何か悪い習慣をやめるときに**手を洗ってその物事をやめる**（wash our hands of it）という言い方をするが、私たちは実際に、手が汚いときよりきれいなときのほうが道徳的により厳しい判断を下している。

●英語では精神的に参っていることを〝**重圧で小さくなる**（weighed down）〟という言い方をするが、ヴァーチャル空間で日常生活のシミュレーションをする際、被験者に知らせずに周囲のものを実際のサイズより頭一つ分（約二十五センチ）高くしておくと、被験者はかなり自信を喪失する。

つまり私たちは、自分自身で決定したと思っている多くの場合で、実際は自分の意識とはまったく関係のない事物の影響を受けているのだ。**強制選択の法則**はまた、硬貨を選ぶような単純な作業で私たちをだますことができるだけではない。さらにすごい威力を秘めている。

私たちが硬貨を選んだら、その硬貨で私たちが何をするかにまで影響力を持っているのだ。

集団が持つ重力は、宇宙でも有数のパワフルさ

一九五〇年代にアメリカの社会心理学者、ソロモン・アッシュは、いまではとても有名になったある実験を行った。これは私たちの行動と意思決定に、最も大きな影響を与えるのが何であるかを証明

した実験だ。その答えは、他人の行動と意思決定なのだ。

アッシュが何を行ったかというと、信じられないくらい――そして戸惑うくらい――シンプルな実験である。

彼は九人の被験者をプロジェクターの前に集め、次のような長さの異なる線を見せて判定をさせた。

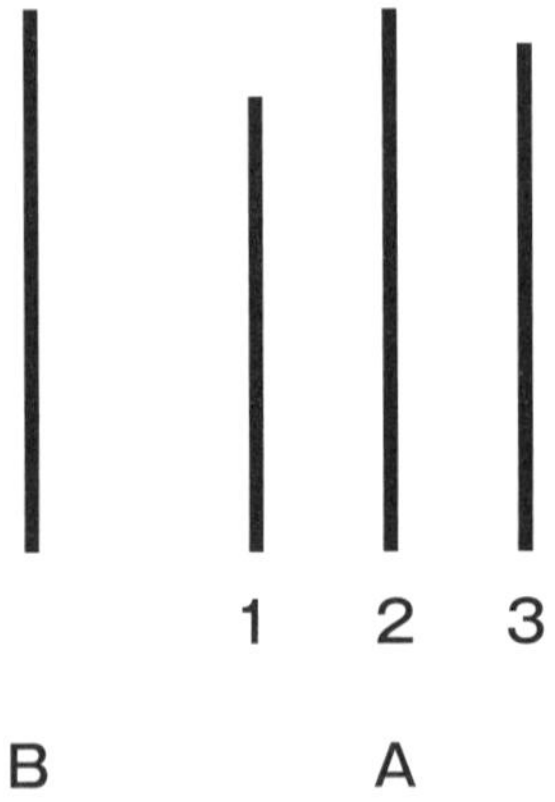

被験者のやることは簡単だ。図Aで示している直線三本のうち、図Bの直線と同じ長さのものを選ぶだけだ。

そんなの楽勝ではないか？　間違えたら目と脳を検査してもらったほうがいい――と皆さんはお思いだろう。

しかし何度か繰り返されたこの実験で、被験者の四分の三以上が少なくとも一回は間違ったのだ。

なぜならこの実験の意図は、同じ長さの直線を選ばせることではなく、他に隠されていたのだ。実は各回の被験者九人のうち八人は〝サクラ〟で、事前に決められた間違った答えを言うように研究者から指示を受けていた。そして重要なのは、その八人のサクラが先に答えるという点だ。だから九番目の回答者、つまり本物の被験者には、同じ答えをするようプレッシャーがかかっていた。実際に七十六％の確率で被験者は先の八人と同じ答えを選んだ。自分がバカだと思われないように、自分の目で見た証拠を無視したのである。

なんと恐ろしい結果だろうか。

周囲の多数派に合わせるためなら、私たちのほとんどは自分の意見を捨てて、他者の意見を採用する。目立たないようにするためなら、まったく知らない人の意見に従うこともいとわないのだ。

これはたとえ自分が正しくて、相手が間違っていると〝わかって〟いるときでもだ。集団が持つ圧力は、宇宙でも有数のパワフルな力らしい。逆らえる人間はめったにいない。

〝部外者〟になることを恐れるな

集団の力はどこにでも存在している。ちょっと周囲を見渡すだけでいい。サッカーの試合、アイドルのコンサート、政党、信仰、フェイスブック……集団はどこにでもある。

でもなぜだろうか？　何がそうさせるのか？

実は、その問いの答えはきわめてシンプルだ。基本的に私たちの脳はまだ東アフリカの草原にいた頃のように考えている。私たちの進化の歴史でいくと、ざっと二百万年ほど前だろうか。その頃の人間の脳は、いまの脳とさほど変わらない。当時の生活を制御していた原始的な神経構造は、生き抜くことだけを目的にした簡単な配線なのに、なんとそれがいまも機能しているのだ。現代社会の飛躍的に複雑になった要求を満たすために、キーキーときしんだ音を立てながら。

次に、昔といまの環境の違いについて考えてみよう。先史時代、アフリカのサバンナの原野やモンゴルの大草原の奥深くでは、人は集団から追放されると悲惨な結果に終わった。猛獣、悪天候、飢餓などには、一人で生きているより集団で暮らしていたほうがうまく対処できる。

でもいまは違う。福利厚生サービス、住宅建設計画、国民健康保険……どれも先史時代の情け容赦のない死から守ってくれるシステムだ。

それでも基本的に、古臭い部族システムはいまもあちこちに残っている。これはアンディに聞いた話だが、陸軍にもいい例がある。どの兵士に聞いてみても、誰もが陸軍で最高の連隊は自分がいる連隊で、連隊で最高の大隊は自分の大隊だと答えるそうだ。おかしな話だが、みんな大真面目だ。そのような集団が複数存在する環境では、所属ごとに競争意識が生まれる。これはいいことだ。そして、こちらのほうが重要なのだが、そうした集団は固い絆で結ばれた仲間になる。彼らは女王や国のために戦うのではない。お互いのために戦う。結束の固い戦闘部隊はＰＴＳＤ（心的外傷後ストレス障害）になる確率が低いことが研究でも示されている。

私たちは目立ってしまうこと、〝部外者〟になることを恐れている。そしてこの感情は、信じられないほど奥深いものだ。たとえばある研究によると、アフリカ系アメリカ人の脳は、なんと相手がクー・クラックス・クラン（一九世紀後半にアメリカで生まれた白人至上主義の秘密結社。当時は黒人に対してリンチ、殺人などを行った）であっても、無視されたことで傷つく反応をする。また別の研究では、ある人がお金を払ってまで所属団体から脱退した場合、それでも脱退したことに対して脱退者の心が痛むことが示されている。そしてどんな文化にも、仲間を追放する独自のやり方がある。キリスト教の一派であるエホバの証人では除名、カトリックでは破門、メノナイト（キリスト教の一派でメノー派とも言い、平和と非暴力を信条とする再洗礼派）では無視。クラブでも同業者団体でも、どんな社会集団にも退会処分は存在する……。軍隊であれば不名誉除隊に相当する。これは一生ついて回る。

追放は規律を守るためだ。集団内で波風を立てず、道徳規範を守らせるため。すべては全員を団結させるためだ。なぜなら一人が離脱して自分の好きなように動き始めたら……すべてが終わってしまう。原始時代であれば誰もがほら穴から出ていってしまうからだ。

同調へのプレッシャーは常に存在する

日常生活ではどんなにわずかであっても同調へのプレッシャーが働いていることを示す、ある優れた研究がある。なんとホテルの宿泊客にタオルの再使用を要求するという不可能に挑戦した研究だ。内容自体はとてもシンプルだ。研究者は再使用をお願いする五種類のカードを二百以上の客室に置き、そのお願いを受け入れた宿泊客の数を合計した。

カードは各部屋に一枚ずつ、次の五種類のうちいずれかをランダムに置いた。

●当ホテルのエネルギー節約にご協力ください
●環境保護活動にご協力ください
●当ホテルの環境保護活動にご協力ください
●未来の世代のため、資源節約にご協力ください
●他のお客様にもご参加いただいている、環境保護活動にご協力ください（二〇〇三年秋に実施した調査では、お客様の七十五％が当ホテルの資源節約プログラムに参加し、タオルを二回以上ご使用になりました……）

タオルの再使用率が最も高かったカードはどれだろう？　最後のカードだと思ったあなたは多数派だ。このカードを見た宿泊客の四十四％がタオルを二度以上使用した。あまり効果を発揮しなかったのは最初のカード。これはホテルの利益になる内容だ。協力したのは十六％未満だった。

そして、この実験にはまだ続きがあった。

今度は五番目の内容を以下のように変更し、さらに対象を絞った。

●他のお客様にもご参加いただいている、環境保護活動にご協力ください（二〇〇三年秋に実施した調査では、**この部屋（たとえば百二十三号室）**に泊まったお客様の七十五％が当ホテルの資源節約プログラムに参加し、タオルを二回以上ご使用になりました……）

……参加率はさらに高まり、五十％近くになった。

そして、おそらくどちらにしようか迷っているとき、人は必ず多数派に流れる。集団の大多数の意見に合わせるものなのだ。

そしてこれは、集団が右記の例のように環境を守るなど、正しいことをしている場合には素晴らしいことだ。しかし動機があいまいだったり、間違っていたり、有害だったりした場合に、異を唱える人がいなかったらどうなるだろうか？

集団に同調するという私たちに深く根差した行動は、あちこちで頻繁に行われている。しかしそれが有害な形で行われると、多くの金銭が無駄になることがある。そのなかでも最悪なのは、集団思考という危険な現象だ。集団思考は、委員会、対策本部、顧問団、家族など、ありとあらゆる集団が、争いごとを最小限にしたいという願望から、提示されたアイデアを批判的に評価できなくなったときに発生する。

私たちの誰もが、その集団の一員になったことがあるはずだ。

世界的な規模では、二〇〇三年の米軍のイラク侵攻は正しかったのか？　九・一一以降に起きている一連のことはどうだろうか？

集団思考は、最適な意思決定とはほど遠く、ときに破滅的な規模で影響を及ぼす。これは、スムーズかつ迅速に満場一致でコンセンサスを形成するために、疑念や意見の留保を無視するメンバーによって助長される。この原因が何であるかについては、すでに十分に実証されている。このプロセスを長年にわたって詳細に研究している心理学者が、数多くの要因を特定しているのだ。
要因には以下が含まれる。

- ●圧倒的な支配力とカリスマ性を持つリーダー
- ●矢継ぎ早に繰り出される肯定的なアドバイス（特に検証や検討が難しいもの）
- ●〝やり遂げる〟ことへの外部からのプレッシャー
- ●異なる考え方や視点への妨害または積極的な弾圧

どんな集団も、考える力を麻痺させる心理的な神経ガス、つまり集団思考の影響を必ず受けている。しかし当然ながら、集団によってはその影響はより致命的なものになりかねない。たとえば投資銀行家、証券アナリスト、ビジネスリーダー、革新的技術者、政治団体や宗教団体の人々。彼らが個人として考えることをやめ、各集団で多数派の考え方を守り、強化し、誇張するようなことをすれば、失うものはずっと多くなるのだ。

「証券マンの予想が外れるのはなぜか？」

――先ほどから何度も登場しているゴードン・ゲッコーは、映画『ウォール街』でこう尋ね、自ら答えている。

「奴らは羊だ。だから殺される……成功するのは貧しくハングリーで――冷酷な奴だ。アップ・ダウンがあっても戦い続ける。友だちがほしけりゃ、犬を飼え」

ゲッコーが集団に飲みこまれる危険はまったくない！

しかし幸運なことに――そしてゲッコー氏にとっては不運なことに――集団思考はある簡単な解毒剤で治療可能である。その一つが、集団の一人が異議を唱えることだ。

議論のために、あえて反対意見を述べる人の存在である。

先ほど話した実験で、八人のサクラのうち、一人にだけ正しい答えを言わせただけで、集団の強制力はなくなってしまったそうだ。そのあと本当の被験者は、毎回、正しい選択をするようになった。

しかし同じことを日常生活で実行しようとしても、そう簡単にはいかない。

論議を呼ぶような反対意見を主張すれば、上司、議長、またはその分野の大御所に怒鳴られたり、嘲られたり、馬鹿にされる危険を冒すことになり、これにはかなり強靭な精神力が必要である。それはエドワード・スノーデン（アメリカの情報技術者。アメリカの国家安全保障局（NSA）が違法な諜報活動をしていることを暴露し、国外に亡命中）など数多くの内部告発者や勇気を持って声を上げた人たちが、どれだけの犠牲を払ってきたかを見れば明らかだ。

加えて、実際に自分の意見が間違っていて、集団の意見が正しいという可能性もある。その時点ではわからないのだ。あなたが持ち続けるべきは、自分の信念を貫く勇気なのだ。

あなただって、集団のなかで溺れ死ぬおそれはある。穴が開いて水が漏れ出さない限りは。

だまして、考えて、人生を楽しもう

不思議なもので、サイコパスという人格が、進化の歴史のどのへんで始まったのか、たしかなことは誰にもわかっていない。それに実際、長い時間のなかでどうやって淘汰されずに残ってきたのかもわからない。だが、これについての学説はたくさんある。私としては、嫌われる能力、自分の身を危険にさらす能力、顔色一つ変えずに他人の意見にクソッタレと言える能力と、おそらく関係していると考えている。

私たちの祖先の時代には、地域社会で下されるすべての決定が、人々の生死に絶大な影響力を持っていた。そのため、集団思考のせいで、家族や小規模な集団、ときには地域社会全体までもが地球上から消え去ってしまう可能性があった。だから、そこに集団思考を破壊する何かがあるというのは、まさしく命を救うことになるわけだ。

おそらくサイコパシーの起源に関して最もわかりやすい学説は、私が人気商品理論と呼んでいるものだ。前にも説明した自信、カリスマ性、冷酷さ、恐怖心の欠如、精神的な強さ、リスクを冒すといったサイコパス的な特性でスコアが高い人——つまり〝ジェームズ・ボンド〟のような人物と言ってもいいだろう——は、これらが低い人に比べて、多くのセックス・パートナーを持っているということが、研究によって示されている。

このことから、純粋に平均の法則で考えると、サイコパスの遺伝子は少しずつ増えていくということになる。

しかし皮肉なことに、サイコパシーのいかがわしい面に焦点を当てている学説もある。たとえば最近発表されたある研究は、創造性と不正行為の興味深い関係を明らかにしている。この二つはどちらも既存のルールを破る行為と言えるだろう。創造性は称賛すべきもので、チームや集団に利するものだが、不正行為は褒められるものではないし、集団にとっては害にしかならない。いずれにしろ研究結果は、既成概念にとらわれずに物事を考えることの利点と欠点に新たな光を当てていて、興味深い。問題解決の課題で不正をした被験者は、その後の創造的思考に関係する課題でも結果がいいだけでなく、一般的なルールや規則にあまり制約されないと研究者は報告している。

研究が示しているのは、ルールを破る人間は人生のあらゆる局面で既成概念にとらわれていないということだ。社会のルールを破る人間は、考え方も型破りで、問題解決の定石など他の種類のルールも破る傾向が強い。問題に対してはよりクリエイティヴな解決方法を思いつくことが多く、革新者や発明者になる可能性も高い。何につけ独創的な考え方をする傾向が強いのだ。私たちの祖先の時代には、そういう人は貴重だっただろう。いまもそうだ。だから、そういう人たちに対しては自分が被害者にならないよう警戒心を持つべきだが、人類全体のことを考えるとそのくらいは我慢すべきなのかもしれない。

自由への憧れと恐怖

前述の最新の研究結果は、サイコパシーの起源について私が感じていた直感を裏付けている。私の直観とは、〝それ〟はまったく進化などしておらず、サイコパスのミキシング・コンソールを構成するそれぞれの特性が、時間の経過とともに進化のステロイドによって強化され、徐々に有用なものになっていった、というものだ。

それは太古の時代、純粋なる偶然によってこれらの特性をすべて同時に備えた人々が誕生する。ダーウィンの進化論よろしく、彼らはその後の過酷な数年間を自然淘汰という洪水にも溺れることなく何とか頭を出し続けて生き延びる。そして生殖年齢まで達することができれば、その後のすべての世代へとつながる遺伝子のボールを転がし始めることができるのだ。

しかし私のこの主張は、第二章と第三章で述べたミキシング・コンソールのたとえへと、かなり戻ってしまう。

キルケゴールの、〝自由のめまい〟のコンセプトに。
サルトルの、私たちは何にでもなれるという夢に。
ニーチェの、現状維持に挑もうという扇動に。

よいサイコパスであることと**悪いサイコパス**であることの根本的な違いにまで、逆戻りしてしまう。

有史以前の祖先の時代から、私たちの社会では常にリスクを冒す人が必要とされてきた。冷酷で魅力的で、カリスマ性があり、不正を働く人――そして、感情に流されない人が常に必要とされているのだ。

それは以下のような人である。

- **好かれようとしない人**
- **所属しようとしない人**
- **承認や賛同を必要としない人**
- **多数派の規範に異を唱えることを恐れない人**

忘れないでほしいのは、成功するためのカギは、これらの性格の特性を〝よいサイコパス〟として、分別と自制心を持って以下のように行使することだ。

- **ピッタリのレベル**
- **ピッタリの組み合わせ**
- **ピッタリの状況**

そしてさらに、他人にどう思われるかを気にすることなく、多数派の意見に逆らう勇気を持つこと、自分自身を貫くこと、自分のやるべきことをやることも必要だ。

こんな質問をしたことがある。

〝これから三十分、私があなたをサイコパスに変身させて、どんな罰も受けることもないとしたら、何がしたいですか？〟

そうすると、ほとんどの人の答えは次の二つになる。まずは昔ひどい目に遭わされたすべての連中に復讐すると言って、大喜びで相手の名前を言い出すパターン。もう一つは、かつて好きだった相手に当時は言えなかった思いを……愛していたと伝えたいというパターン。だいたいがこの二つだ。

実は〝どんな罰も受けない〟というのがキーワードだ。三十分が過ぎると、まるで何事もなかったかのようにすべてが元に戻る。後悔もなし。気まずさもなし。あとくされなしである。

サイコパスがそれ以外の人たちと大きく違うのは、他人にどう思われようが気にすることができない、という点だ。

そしてそれこそが、多くの人にとってサイコパスが魅力的である理由だ。人々の行動はますます厳しく監視されるようになっていると思う。イギリスでは、だいたい二十人に一台の監視カメラがある。それに、現代人にはフェイスブックまである。ユーザー数はほぼ十億人。そんな世界にいる私たちは、どの時代よりも社会的な制約の足かせや、自意識という厄介な重荷から自由になりたいと願っている。でも心の奥底では、もし自由になってしまったら、おそらく自由に付随する道徳的、感情的な葛藤に耐えられなくなるとわかっている。だがサイコパスは、耐えられる！　その意味において、私たちはサイコパスたちの存在の自由さがうらやましいのだろう。サイコパスは、私たちの自由に焦がれる情熱をあおっているのだ。

実際、もしフロイトが生きていたら、私たちには〝サイコパスへの嫉妬〟があると言ったかもしれない。

結果を出したいなら冷酷になれ

サイコパスの特性である、他人を気にせず自分自身を貫くことの重要性は、皆さんの多くにとっても驚きではないだろうと私は確信している。しかし驚きとなるかもしれないのは、ちょっとあまのじゃくになるだけで、よりよい人生を送れるかもしれないという事実である。

たとえば「いい人は本当にビリになるのか？」という最近の研究は、この疑問に対する答えを示している。あまりいい気持ちはしないのだが、答えはきっぱりとイエスなのである！

性格の「同調性」が平均以下の男性従業員は、この特性が高い穏やかな男性従業員に比べて年収が十八％ほど高かった。一方で意志の強い女性従業員も、男性ほど大きな差は出なかったものの、同調性が高い穏やかな女性従業員に比べて年収が五％ほど高かった。

このような違いが出てくる理由の一つとして研究者が示唆しているのは、驚くほどシンプルな理由だ。それはこうした自分を貫く人は、就職時や昇給時といった交渉時に、より高い年収を確保する傾向があるというものだ。

しかし他にも、それほど重要ではない理由がいくつかある。

自分を貫く人は、次のような傾向も強い。

- **尊敬される（好かれなくても）**
- **率直に対応する（言いにくい場合でも）**
- **自分にも自分の従業員にも厳しい**

つまり自分を貫く人と一緒にいると、自分の立ち位置がよくわかるのだ。

それゆえ現代のビジネス文化においては、自分を貫く人は単に好かれるだけの人よりもずっと貴重な財産なのである。

ではここで、成功するためなら人間がどれだけ嬉々として冷酷になれるか、鮮やかに証明した実験を紹介しよう。

実験自体はきわめてシンプルだ。

私は大学で心理学を勉強している一年生たちに、ある会社のCEOについて以下の架空の説明を渡し、彼の上司としての評価を一〜十点でつけてもらった。

ポール・ジョーンズは三十八歳で、大都市にある投資銀行の頭取だ。周囲と迎合しない一匹狼で、性格は怒りっぽく、規則を守らない傾向が強い。ときには倫理的にギリギリの線で仕事をする。リスクがあっても果敢に攻める大胆さがあり、プレッシャーがあっても氷のように冷静だ。一方で上級管理職には厳しく、彼が定めた厳しい基準に達しないとすぐに首を切ることで有名だ。昨年はポールの舵取りにより、その銀行の利益は史上最高の八十億ポンドに達した。

この説明に基づくポールの平均評価は、一〇点満点で八・三とかなりよい結果だった。利益が十億ポンド当たり約一点ということになる！

しかし他の生徒グループに、一ヵ所だけ重要な変更をして彼のプロフィールを見せたところ、彼の評価はたった〇・六点に急落した。

ポール・ジョーンズは三十八歳で、大都市にある投資銀行の頭取だ。周囲と迎合しない一匹狼で、性格は怒りっぽく、規則を守らない傾向が強い。ときには倫理的にギリギリの線で仕事をする。リスクがあっても果敢に攻める大胆さがあり、プレッシャーがあっても氷のように冷静だ。一方で上級管理職には厳しく、彼が定めた厳しい基準に達しないとすぐに首を切ることで有名だ。昨年はポールの舵取りにより、その銀行の損失は史上最高の二十億ポンドに達した。

冷酷に振る舞うなら、結果を出したほうがいい――これは一つのものの見方だ。だが視点を変えれば――結果を出したいなら、冷酷に振る舞ったほうがいい、ということにもなる。

イエスは昨日《イエスタディ》においていけ

本章の執筆中、私の友人であるカーラが、この内容に特別な興味を示した。カーラはロンドンにある一流の法律事務所で秘書をしていて、少なくとも第一印象では、仕事をバリバリやって充実している女性だ。というか、正確に言うとそんなふうに見える女性だった。

彼女は社交的で、知的で、ユーモアのセンスがあって、恋人募集の個人広告によくあるような特徴をすべて備えていたが、表面的な華やかさの下にはそれほどバラ色ではない真実が隠されていた。洗練されて粋だが薄っぺらな仮面の下で、カーラは忙しく駆けずり回り、意気消沈し、疲れ切っていたのだ。そのすべては、彼女のあるたった一つの性格に起因していた。

カーラはノーと言えなかったのだ。誰に対しても。このたった一つの性格の欠点が、彼女の人生をむしばんでいた。このせいで恋愛をする暇もなく（仕事を終えて帰宅しても、コンピューターの電源を入れて再び仕事を始める）、少なくとも一人の親友を失い（二ヵ月前に買ったブルース・スプリングスティーンのライブのチケットを数枚持っていたのに、当日は会社に残って監査の準備をしていた）、皮肉なことに仕事にも支障が出てきていた（ミスが増えて上司から注意を受けた）。

カーラは〝イエス〟と言って引き受けた、次から次へと続く何かしらの頼みごとを――そのすべてを――こなすために必死になっていたのだ。

内なる**よいサイコパス**と仲よくなることで、彼女は苦境を脱することができるのだろうか？

　私とアンディはカーラと長時間にわたって話し合い、二人して知恵を絞った。そしてその結果、後述の法則に基づいた三ヵ月のプログラムを作成した。そして三ヵ月後に、私たちはまたカーラと話し合う機会を持った。しかしこのときは、ちょっと話しただけで終わった。この短期間の**よいサイコパストレーニング**だけで、彼女は完全に生活を立て直したのである。

　カーラは他の誰でもなく、本来の自分に戻った。新しい職を見つけ、新しい彼を見つけ、新しい生活を始めた。今度は自分自身が主導権を持つ生活だ。カーラは〝昔〟と変わらず、温厚で、友好的で、社交的だ。しかし今度は表面的な部分だけではない。本人も心の底からそうだと感じているのだ。

　実際、カーラの内なる**よいサイコパス**は、ノーと言うことを楽しんでいる。彼女はノーと言うたびに、褒められたように感じているのだ。

　イエスと言い続け、周囲に振り回されるカーラは、イ、イ、イエスタディのものとなった。

「ええ、もちろんうまくいったわ！」

　三ヵ月後に会ったとき、カーラはそう言った。

「すごく効果があった。私に効いたんだから、他の人にも絶対に効くと思うわ」

　宣伝みたいだって？　もちろんそのとおり！　でもあなたがやってみても、すぐに効果に気づくはずだ。

　するとアンディは付け加えた。

「たとえ効かなくたって、どうってことはない。それはもともと、自分でどうにかしようって気がなかったってことなのさ」

ノーと言うには、まず自分を知ろう

自分が望むものを手に入れるための**一番の法則**は、自分が望まないものを避けるための一番の法則でもある。

自分が貴重な時間を費やしてやりたいと思うことが何かを、正確に知ることが重要だ。なぜなら、自分がやりたいことがわからなかったら、自分のやりたくないこともわからないからだ！

つまりこういうことだ。

- ●自分らしい人間になるためには、それがどういう人物かをまず知る必要がある。
- ●自分らしく行動するためには、そう行動することでどんな結果になるかをまず正確に知る必要がある。
- ●相手を拒絶するには、自分が拒絶したいと思っていることに、まず気づく必要がある。

手始めに――心からイエスと言ったことを日記につけるといい。それから、ノーと言うべきだったのにイエスと言ってしまったことも書くとさらにいい。そうすればイエスと言った原因が、自分の感情なのか状況なのか周囲の人々なのかを特定できて、次回、同じような事態になったときに自分で気をつけられる。そうなれば、次の二つが起きると保証しよう。

一つ目は、自分がどれだけイエスと言っているかに驚く。

二つ目は、自分にとって〝無駄なイエス！〟を記録することで、最終的にこれを減らすことができる。

プレッシャーは褒め言葉と受け取れ

何かをやるよう周囲からプレッシャーをかけられたら、それは褒められていると思えばいい。あなたが提供するものを評価してくれているのだ。でなければ、わざわざプレッシャーはかけない。そう考えれば以前には弱い立場で受動的に反応していたものが、強い立場で能動的に対応できるようになる。

この**能動的な対応**と**受動的な反応**の顕著な違いは、自分らしくなるための基本だ。

能動的な対応とは、以下の行動である。

●慎重に検討し
●自発的で決然とした態度で臨む
●自信にあふれた行動

また**受動的な反応**とは、以下のようなものだ。

- 考えなしのワンパターンで
- 受け身で守勢のまま
- ただ消耗するだけの行動

受動的な反応ではなく**能動的な対応**をすることで、あなたの周囲との関わり方はどう変わるのか？

そう、この違いによって、自分に正直であるために必要な以下の一から三の事項が、より簡単にできるようになるのだ。

1 罪悪感をあまり抱かない

相手に**受動的に反応**するのではなく、要求に**能動的に対応**することによって、相手が○○さんだからという特殊性をなくし、要求事項を拒絶することと要求している人を拒絶することとの違いの間に重要な線引きをする。

2 拒否が正当であることを示す

自分の行動の理由を説明するという簡単な行為で、たとえその理由が完全に馬鹿げたものであっても、まったく理由を説明しないよりは、相手にとっては拒絶をはるかに受け入れやすくなることが研究によって示されている。

たとえばこんな研究結果がある。コピー機で順番待ちをしている人たちを無視して、理由も説明せずにコピーしようとすると即座にはじき出されるが、〝どうしてもコピー機をすぐに使わなければならない〟理由を説明して頼むと、なんと、使わせてもらえる。おとがめなし、なのである！

3 あなたの拒絶が相手の（そして最終的にあなたの）利益になる、ということをでっちあげる

上司から何かを頼まれたが、あなたはすでに来週の重要なプレゼンのために手一杯だと想像してほしい。こんなときには〝イエス〟と言う代わりに、説得の**私的利益感**（この言葉についての詳細な説明は七章を参照）の法則を使って、次のように言ってみてほしい。

お手伝いしたいのはやまやまなんですが、来週は他社より格段に優れたプレゼンをしたいんです。そのために、いまは自分の持てるすべての力をプレゼンに注ぎたいんです。

これなら残業を回避できるだけでなく、上司の評価も高くなる。

すべての基本は〝自信〟という土台の上にある

砂の上に建てた家がどうなるかは、誰もが知っている。最初の嵐が来たときに崩れてしまうだろう。そして家に当てはまることは人間にも当てはまる。しっかりと自立したいのなら、そして立ち続けたいのなら、しっかりとした土台が必要だ。

この土台の一番下にあるのは自信だ。

自分自身の二本の脚でしっかりと立つことに自信が欠かせないのは、この上に自尊心が築かれるからだ。自尊心が高い人は自分を誇らしく思い、自尊心が低い人は自分を情けなく思う。そして自分を情けなく思うことの問題は、悪循環が生まれることだ。

自尊心が低くて苦しんでいる人は、自分で自分をよいと思えないのなら、他人はもちろん自分をよいと思うはずがないと考える。そして他人に自分のことをよく思ってもらうために、彼らを喜ばそうと何でもするようになるのだ。

では、どうしたら自信を持つことができるだろうか？　どうしたらこの自暴自棄な悪循環を終わらせられるだろうか？　次のシンプルなアドバイスが役に立つだろう。

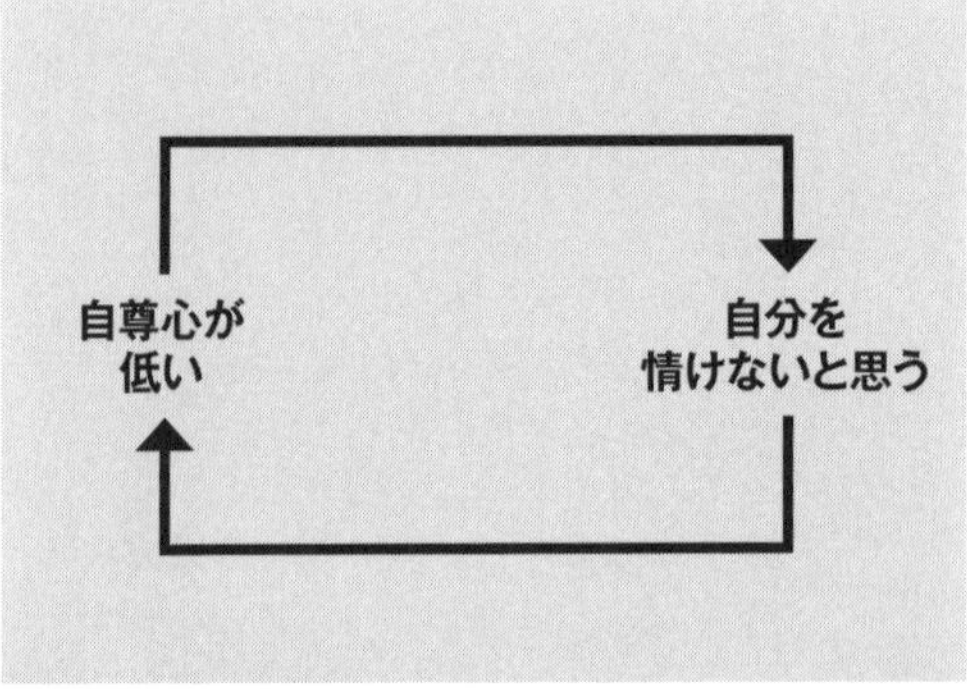

1 自信は努力の上に成り立つ

アンディは兵士を例にして、こう言った。

「自信のある兵士っていうのは、もちろん兵士に限ったわけじゃないが、ものすごく努力している。だからSAS連隊の連中は自信にあふれている。自信を持つには、まず死ぬほど努力する必要がある。そして自信を持ち続けるためには、さらに努力しなければならない！　私の前に同じ能力の兵士が二人いるとしよう。一人は何をやるにしても全力で取り組む。もう一人は通り一遍にやるだけで全力で取り組まない。どっちがより確固とした自信を持つようになるか、わかるよな。いい仕事をしただけじゃ自信はつかない。いい仕事をしたと自分自身が知ることで、自信が生まれるんだ」

アンディが実体験から得た教訓は、他人とのかかわり方だけでなく、私たちが人生一般でどう行動すべきかについて、重要な示唆を含んでいる。

揺るぎない自信は以下のことから生まれる。

- 毎日、自分の責任と向き合う。
- その責任を真摯《しんし》に果たす。
- 責任を果たす際に立ちはだかる試練を乗り越える。

もしあなたがスポーツ選手、ミュージシャン、俳優といったパフォーマーなら、毎日練習をしなければならない。もししなかったら、あなたは心の底で自分が〝才能を埋もれさせている〟ことに気づき、自尊心を持てなくなるだろう。

もしあなたが働く母親（または父親）で、子どもとあまり一緒に過ごせなかったら、心の底では〝十分に役割を果たしていない〟と感じているかもしれない……そして親として不適格だという罪悪感は自尊心をむしばむだろう。

もちろんこれと同時に、第四章で説明したように完璧主義者の道を歩まないことも重要だ。私たちは誰もが驚くほど平等に、完璧な人間ではない。そして完璧ではない自分をすぐにはどうにもできないという事実に、追い込まれ、蹴とばされ、打ちのめされている。

ではどうしたらいいのか。その答えは、適度なバランスを取り、そのバランスを維持することだ。シーソーのようなせわしない人生の浮き沈みに反応して、バタバタと走り回ってはいけないのだ。

バランスが取れれば、コントロールができる。

コントロールできれば、自信がつく。

自信がつけば、自分自身を発見できるのだ。

2 中身だけでなく、見た目も大事！

私たちはよく「人は見た目じゃわからない」と言う。しかし研究結果は、それらしく〝見せる〟ことには、実際にそれらしくする力があることを示唆している。

たとえばある研究は、堂々とした（両脚を六十センチほど開いて、両手を腰にあてる）ポーズを二分間とると、テストステロン（男性ホルモンの一つで、体内で分泌される自信を高めるホルモン）のレベルが二十％高まることを示している。

しかしあなたがどのように見えるかは、あなた自身の自信を高めるだけではない。周囲の人たちの対抗意識を刺激する力もあるのだ。

アンディはこんな話をしてくれた。「ドイツ人の武器商人は、アメリカで商売をするときにはアメリカ製のスーツとボタンダウンシャツを着て、地味な腕時計をしてる。でもアフガニスタンのカブールで仕事をするときには、カーゴパンツにボタンダウンシャツを着て、ブライトリング社製のゴツイ腕時計（航空パイロットが使う精度や耐久性に優れたスイスの高級腕時計）をしている。彼はどこに行くにも常にマニキュアセットを持ち、ネイルをいつもピカピカにしている。彼いわく〝お客と同じような格好をしていれば、彼らは好意を持ってくれる。それは無意識のうちに仲間だと思ってくれるからだ。でもお客よりちょっとだけおしゃれな格好をすると、自分は仲間だけど、あなたより少しだけ上だと言っていることになる。そうすると向こうは、一口乗ろうかなって気になるんだ〟

　このように、人と会うときにはそれらしく見せることが重要だ。そのためには相手に不安、後悔、戸惑いを伝えるような以下の行為は、追い詰めて絶滅させるか、冷酷に安楽死させなくてはならない。

●目を合わせない。
●そわそわする。
●緊張で体を震わす。
●猫背で服従するような体勢を取る。

　こうした動作は、絶対にしてはならない。

　自信がなさそうにあなたを見せてしまう動作を特定し、それをきっぱりとやめよう！

　あなたがあなたの言っているとおりの人に見えるなら、あなたの言っていることが真実に思えてくるからだ。

さて、ここまで実践すべき多くのことを説明してきたが、皆さんがそれに取り組んでいる間に……明日〝ノー！〟と言わなければならない事態に備えて、本章は以下の救急救命コースで締めくくることにしょう。

1 勇気を奮い立たせる

あなたが〝イエス〟と言うことに、または〝ノー〟と言う危険を冒さないことに慣れすぎている場合には、あなたがやめるのは難しいと思っている他の習慣同様、正面から立ち向かおう！

その事実を認識することだけでも、少し楽になるはずだ。もう少し勇気を持たなくちゃいけないと自分でわかれば……驚くほど、どんどん勇気を持てるようになる！

2 あなたが断っても世界にたいした影響はないと考える

もし次に、あなたが本当にやりたくないことをやるようプレッシャーをかけられたら、自分にこう言い聞かせよう。「世のなかには、〝ノー〟と言うことを心から楽しんでいる人たちがいる！」。そうすれば〝ノー〟と言うことにどんな意味があるか、わかってくるはずだ！

それに、ノーと言われても相手は予想したほどがっかりしないものだ。おぼえておくべきは、自分にも相手にも人生でやらなければならないことはたくさんあるということだ。だから、すぐに次の行動に移らなければならない。

3 自分自身に起こり得る最悪のことは何かと自問する

断ってしまったことで、あなたは自分自身のことを悪い友人、ろくでもない同僚、思いやりのないパートナーだと思うかもしれない。でもそれは一時的な感情だ。やがて忘れてしまうだろう。しかも思ったよりも早く。実際、あなたが感じる気まずさや不安はよいことだ。それは健康的な癒しの痛みで、有害な悪性の痛みではない。

あなたが自分の人生を取り戻すための痛みなのだ。

あなたの上司、友人、または同僚が、あなたが拒否したという事実で不便を感じたり、失望したり、驚いたりしても、それが何だというのか？

それは彼らの感情であり、彼らの責任だ。あなたの責任ではない。彼らが何を考えるかなんてことまで、あなたにはコントロールできない。それなら何で悩む必要があるだろう？　もし彼らがあなたの言うことを理不尽だと思っても、それは彼らの問題だ。そう思って乗り越えるしかないのだ。

では、もしあなたが今回はノーと言う機会を逃してしまったら？　次の機会がある。その次もある。

それに一回断ったからといって、すべてが終わるわけではない。あなたが望まない何かのドアを閉めても、望む別のドアを開けることはできるということをお忘れなく。

4 戦略的な撤退を決行する

あなたが説得の達人の待ち伏せに遭い、恐ろしいことに〝ノー〟の拳銃に銃弾が入っていないことに気づいた場合には、手帳の予定をチェックするという口実（または状況に応じたその他の理由）でいったん安全な場所まで退却し、即座に前述のポイント一から三を実行する時間を確保しよう！

そうしたら安全装置をオフにして、すべてを機能停止！　の状態にしよう。

そうやって息つく暇を自分に与えることで、あなたは突然下さなければならなくなったあらゆる決断に、気持ち的にも行動的にも余分に時間をかけることができる。この心理的な局所麻酔ともいえる時間が得られたことで、あなたはその要求自体の利点を、要求した本人とは切り離して合理的に評価することができる。

5 実践する

今日から始めよう！　最初は簡単な目標からスタートして、徐々に難しい目標へとハードルを上げていこう。たとえばお店に入って販売員が何かお探しですかと聞いてきても、〝ノー〟と答えよう。電車で誰かが、窓を開けてもいいですかと聞いても〝ノー〟だ。レストランで食事やスタッフの対応が期待外れだったらチップを置くのをやめるか、サービス料を勘定から外すように頼もう。

〝ノー〟と言うための筋肉も他の筋肉と同じように鍛える必要がある。

売り込みの電話を練習台にするといい。

すぐに電話を切らず、連中が売ろうとしているのがどんなガラクタであれ、興味がないとはっきり言おう。そしてそのまま、彼らのセールストークを聞いていればいい。最初のきっかけがつかめず、ちょっとしたウォームアップが必要なら、いい処方箋になるはずだ。しかも向こうからかかってきた電話だから、電話料金を払う必要もない！　売り込み電話での治療には、国民健康保険を使わなくても済むのでお得だ。

手品一の答え：一ペニー
手品二の答え：五ペンス

あなたはどのくらい自分に正直か？ 診断テスト

➡判定は312ページ

以下の内容について、あなたにとって最も当てはまる回答を以下から選べ。すべてのポイントを合計し、312ページの表であなたのスコアを確認しよう。

0=絶対にそう思わない／1=そう思わない／2=そう思う／3=絶対にそう思う

質問	0	1	2	3
❶誰かが自分をイライラさせるようなことをしたら、そのことを相手にはっきりと言う。	○	○	○	○
❷自分の気持ちをはっきり言うのが好きだ。	○	○	○	○
❸仲間のグループで自分の意見が周囲と違っていても気にならない。	○	○	○	○
❹クリエイティブで革新的なアイデアを思いつくのが得意だ。	○	○	○	○
❺自分にとって重要なことのためには戦う。	○	○	○	○
❻自分の意見で他人を怒らせたり、嫌な気分にさせても気にならない。	○	○	○	○
❼自分が好かれるかどうかは重要ではない。	○	○	○	○
❽セールストークには惑わされない。	○	○	○	○
❾質の悪いサービスにはためらわずに文句を言う。	○	○	○	○
❿群集のなかで目立つのが好きだ。	○	○	○	○
⓫最新のトレンドを追いかけることは重要ではない。	○	○	○	○

第七章　説得はロケット工学のようには難しくない

声を荒げてはいけない。
もっとわかりやすく話しなさい。

――デズモンド・ツツ

説得のための五大要素

これはアンディから聞いた、モハメド・アリの話だ。アリの乗っていた飛行機が滑走路へと移動を始めると、客室乗務員は彼がシートベルトを締めていないことに気づいた。彼女はアリのところに行って締めてくれるよう頼んだが、彼はこう主張した。〝私はスーパーマンなんだ。スーパーマンにシートベルトは不要だ〟

しかし彼女はひるまずにこう言い返した。〝スーパーマンなら飛行機になんか乗らないわ！〟

いつもこんなふうに説得がうまくいったら素晴らしいことではないだろうか。労することなく、即座に、有無を言わさず。

しかしもちろん、実際はそううまくいかない。逆に相手に何かをさせようとする私たちの試みのほとんどは、発毛シャンプーくらい効き目がない。日常生活では、説得は試行錯誤の繰り返しということが多い。もしくは役所の手続きや交渉のように遅々として進まない。成功するのと同じくらい失敗もある。

しかし明らかに、説得が成功するときというのはある。そして明らかに、説得がうまい人が存在する。彼らは意のままに私たちをたぶらかし、魅了し、おだてて、私たちの脳のセキュリティ・システムをかいくぐり、心にこっそりと忍び込むことができる泥棒たちだ。以下のようなこともお茶の子さいさいだ。

- 上司に自分の昇給を認めるよう説得する。
- 駐車違反の監視員（イギリスでは駐車違反の取り締まりを警察官ではなく、自治体に雇われた民間人が行っている）を、違反切符を切らないよう説得する。
- チャンピオンにわざと負けるよう説得する。

このように絶対的な力を持つ説得の達人には、選ばれたわずかな人しかなれないのだろうか？　それとも、その秘密を解き明かしてマスターしさえすれば、私たちもなれるのだろうか？

これは私が社会心理学者として、このますます複雑化する世界で、いままで以上に高い注意力が求められる世界で、死ぬほど答えを知りたいと思っていた疑問だった。

そしてもちろん、これは誰にでもできるのだ。


ところであなたはご存じだろうか？　たとえば西洋の都市部に住む私たちのような現代人の脳は、中世のグレートブリテン島の片田舎に住んでいた人々の脳が一生かけて取り込む量の情報を、たった二十四時間で取り込んでいるということを。

つまり、これだけ情報があふれているなかで、もし注目を集めたいのなら、それなりのことをしなければならないのだ。


そのために私が何をしたか、お話ししよう。

私はさっき話したモハメド・アリと客室乗務員のような説得の話を集めた。

しかも普通の説得なら十点満点で三、四点がいいところだが、集めたのは十点満点の話ばかりだ。

そして二百くらいの話を集めた時点で、〝因子分析〟を行った。これは私のような心理学者がよく使う統計技術で、検討対象が何であれ、その主要な要素を抽出する。

私は好戦的な説得のゲノムを解読し、そのDNAを明らかにしたかったのだ。そしてこの分析によって、徐々にその**五大要素**が明らかになった。これらがうまくかみ合って一つの説得において使用されると、単に成功のドアをたたくどころではない。ドアを蹴破って家に入り、ソファに寝そべって冷えたうまいビールを飲み、薄型テレビを指先一つでつけるような効果を発揮する。

そしてこの五大要素の頭文字を並べると、ＳＰＩＣＥ（スパイス）になる！

SPICEの構成は以下のとおりだ。（著者既刊『瞬間説得』から引用）

- Simplicity（単純性）
- Perceived self-interest（私的利益感）
- Incongruity（意外性）
- Confidence（自信）
- Empathy（共感）

では、これらの要素について、そしてあなたが望みのものを手に入れる際のこれらの重要性についてご説明しよう。

単純性――バカでもわかるようにシンプルにしろ！

私たちの脳には、複雑なものよりも単純なものを好むという生来の傾向がある。そしてこの傾向は、私たちが説得と呼ぶ、不協和音に満ちて混沌としたプロセスでは何よりも威力を発揮する。しかし、この単純性という魔法の呪文が説得プロセスにおいてどれだけ強力であるかは、いつも火を見るより明らかというわけではない。

私たちは人生のあらゆる場面でその威力を垣間見てはいる……政治の世界で、詩で、そして演説に至るまで。ではまず、政治の例から見てみよう。フランクリン・ルーズベルト大統領は、アメリカの最も暗い時代であった第二次世界大戦時に、それまで孤立主義を貫いていた自国アメリカをイギリス支援に乗り出すよう説得するため、緻密に計算した、きわめてシンプルなフレーズを生み出した。彼はこの政策をこう呼んだ。武器貸与《レンドリース》だ。

そしてルーズベルトは、武器貸与をきわめてわかりやすく、以下のように説明した。

隣の家が火事になって、私が長いホースを持っていたとします……もし隣の家の消火栓にこのホースをつないだら、消火に協力できます……でもこの作業前に、お隣にこんなことは言いたくありません。「ホースは十五ドルだったから、十五ドル払ってくれ」なんてね……十五ドルはいりません。ただ火事が収まったらホースを返してくれればいいんです。

アメリカがどう動いたかは、皆さんもご存じのとおりだ。

次は詩の世界だ。ジョン・キーツがその有名な詩、「美しいけれど無慈悲な乙女」の一節目を書いたとき、初稿は次のようになっていた。

何に思い煩《わずら》うのか甲冑《かっちゅう》に身を包む騎士よ
物憂げな顔をして何をするでもなく、独りたたずむ
アシのごとき植物が湖のほとりで枯れている

啼く鳥はどこにもいない

しかし、彼はこれをよしとしなかった。
彼はぜい肉を削ぎ落として、次のようなシンプルな名作を生んだ。

何事ありて思い煩う　甲冑ゆゆしき騎士よ
ただ独り血の気も失せて廻《もとお》りつつ
湖に菅《すげ》は末枯《すが》れて移ろい
啼く鳥はたえてなし

（宮崎雄行訳『対訳キーツ詩集』岩波文庫より）

何という美しさだろう。絶妙に配置された適切な言葉の組み合わせが、古代の豊かな情感に包まれて、大きく開いた脳の奥深いシェルターの部分にまで巧みに滑り込んでくる。これはより少ない言葉でより多くを語って私たちの心に自由に触れてくる、偉大な詩が持つ力によるものではないだろうか？

そして次は演説だ。これはウィンストン・チャーチルが一九四〇年の夏に行った、永遠に語り継がれるであろう演説での話だ。当初は次の言葉が予定されていた。

「沿岸の防衛境界線において我々は敵との戦闘に従事することになるだろう」

しかしチャーチルはこれを次のように変更した。

彼は美辞麗句を尽くした演説で歴史に名を残す代わりに、回りくどい言葉を避け、明確な言葉で簡潔に語る演説の名手として成功したのだ。

「我々は敵と海辺で戦うことになるだろう……」

もう一つ、ニューヨークのとある広告会社の重役の話をしよう。

ある朝、彼が出勤中にセントラル・パークを歩いていると、目の見えない男が物乞いをしているのを見かけた。この男は〝私は目が見えません（I am blind）〟と書いたプラカードを持っていた。でも金を集めている鉢はカラッポだった。その重役は、仕事の帰りにもその男を見たが、鉢はやはりまだカラッポだった。すると重役は乞食のプラカードを手に取り、自分のペンを取り出すと次のように一文を付け足した。

〝春です。でも芽が出ません（It is Spring and I am blind）〟（blind には目が見えないという意味と発芽しないという意味がある）。数時間後には、たくさんのお金が集まっていた。

お見事。

しかし、単純性が私たちを魅了するということは、そうした逸話でのみ語られているわけではない。

科学的な証拠もきちんとあるのだ。

たとえば、心理学の法則である**認知の流暢性**（Cognitive Fluency）——ある対象、主張、またはコンセプトを考えるのがどれだけ簡単か、または難しいか——の研究では、何かを理解するのが簡単であればあるほど、私たちはその何かをより有用で、より心地よいと感じ、より説得力のあるものとして、一般に肯定的にとらえるらしいことが数多く示されている。

たとえばこんな研究がある。Hnegripitrom（発音は「ヒッネグライピトロム」）と Magnalroxate（発音は「マグナルロクサイト」）という二つの食品添加物のうち、より危険に感じられるのはどちらだろう？

ほとんどの人は Hnegripitrom と答えた。

それでは次はどうだろう？

遊園地の二つのアトラクション、Chunta（発音は「チャンタ」）と Vaiveahtoishi（発音は「ヴァイヴェアトイシ」）のうち、より怖いのはどちらだろう？

ほとんどの人は Vaiveahtoishi と答えた。

しかしこの実験には裏があった。実はこの四つの名前はすべて架空のものだ。多くの人が Hnegripitrom と Vaiveahtoishi を選んだのは、これらよりも Magnalroxate と Chunta のほうが単に発音が簡単で、それゆえこれについて考えるのも簡単だからという理由に他ならない。そして一般に、私たちは単純であることを安全性と同一視する傾向がある。

同じような原理は、株式市場でも働いている。

数年前に行われたある有名な研究は、ティッカー・シンボル（欧米の株式市場で上場銘柄ごとに使用されるアルファベット一～四文字の証券コード。会社名の短縮形が多い）が発音できる会社（たとえばGoogleのＧＯＯＧ）に投資した人は、発音できない会社（たとえばＲＤＯ）に投資した人より、たった一日の取引で十％以上多くの利益を上げたことを示している。

言える会社は、買える！　のだ。

同様の傾向を検討したある研究では、商品名が読みやすい書体か、読みにくい書体で書かれているかで製品の特徴をリスト化した。さて、これで研究者が発見したことは何だろうか？　なんと読みやすい書体で書かれた製品のほうが、倍以上の売り上げを記録していたのだ。

こうなると、あなたがApple Store（アップルストア）に足を踏み入れるたびに、そのシンプルな店構えやシステムを認識して自分の感覚が巨大なウェットタオルで拭われ、さっぱりとしたような気分になるのも納得できるだろう！

実際、ありとあらゆる家電製品の進歩をたどれば、同じようなパターンが見つかる。初期の家電の使い方は簡単で、ドナルド・トランプ（アメリカの実業家で大富豪。少々不自然なフサフサすぎる髪にカツラ疑惑がある）の髪の量くらいのＩＱがあれば十分に使いこなせるし、ＩＱのスペルIntelligence Quotientをつづる脳ミソがなくても最新の電子機器を使いこなすことはできる。そして皮肉なのは、現代の私たちが最新科学を駆使して超現代的なミニマリズム（装飾的な要素を最小限に切り詰め、シンプルなフォルムを特徴とする芸術の一形態）を追求しているというのに、私たちの脳は、すでに太古の時代から、洞窟のシンプルな絵画を好むように出来上がっていたのである。

簡単にできる、ということは、私たちに一瞬の楽しみを与えてくれる。

たとえば私たちは拾いやすい物体を見つけると、肉眼では見えない微小な笑みを浮かべる。こうした通常では認識できない顔の筋緊張の変化は、筋電図検査という技術で測定できる。そして拾いにくい物体を見たときには、先ほどの微小な笑みは現れないのだ。

重要なポイントは、もう明々白々だ。

ウェブサイト、電話、車、議論――というか、ありとあらゆることに関して、単純明快であることのパワーは絶大なのだ。

第三章のエピクロスから学んだように、私たちには苦痛よりも快楽を好む生来の傾向がある。そして私たちが快楽を得られたときには、脳はレッド・カーペットを広げるかのごとく、私たちを気持ちよくする物質の分泌を命じているのだ。

しかし、なぜそもそも私たちの脳は複雑さよりも単純さを好むのだろうか?

単純さを時間の長さで考えれば、なるべく時間をかけないということだ。そして時間短縮は、私たちの進化の歴史において、本質そのものでもある。

先史時代の私たちの祖先が困難な状況に直面したとき、たとえば猛獣などに出くわしたときには、そうした窮地で逃走するなり闘争するなり、正しい解決策を思いついた者が、生き残ってその遺伝子を未来の世代に残す可能性が高くなる。その中でも最も可能性が高いのは、正しい解決策を一番に思いついた者だ。

想像してみてほしい。鋭い牙を持つトラに出くわすたびに、いつもゼロから状況をよく考えなければばならないとしたらどうなるだろう？ 黒と黄色の縞模様で、牙があって、よだれをたらしていて、四つん這いの低姿勢で自分に向かってゆっくり近づいてくる獣は――なんて考えていたら？

〝いつも〟といっても、トラに出くわすなんてそんなに頻繁じゃない、一生に一回がいいところじゃないのか、とお思いだろう。

そのとおりである。同じ状況で別の選択肢を選ぶ機会が訪れるには、人の一生は短すぎる。だから数百万年に及ぶ進化の歴史のなかで、私たちの脳は近道することを覚えた。たとえば鋭い牙を持つトラに対して、決定プロセスではこれまでの経験則を利用し、習得した関連付けの方法によって、それまでに保存されている何億バイトもの情報を取り入れて、対応策を作成するのだ。

脳内を駆け巡る情報も、電気回路を流れる電気と同じで、抵抗が一番低い経路を通る。つまり自分の言いたいことをより簡潔に要約できれば、より簡潔に提示でき、情報がより速く、より強力に伝わるのだ。

バカでもわかるようにシンプルにしろ（Keep It Simple Stupid）――アンディはこの頭文字を並べたKISSを、いまも文章を書くときの、そしてビジネスの基本にしているそうだ。だから何か緊急事態が生じても、彼の脳は何をすべきかを明確に指示する。関係のない情報が脳に詰まっていないからできることだ。

もちろん本書では、物事を単純にするために難度自体を下げろと言っているわけではない。私たちが言っているのは、まさにその逆だ。物事を複雑化させるのは非常に簡単だが、複雑なことを簡単にするのは計りしれないほど難しい。

サミュエル・ジョンソン（十八世紀のイギリスの辞書編集者・批評家・詩人）はこんなジョークを言ったことで有名だ。

「今日は時間がなくて短い手紙が書けない。だから長い手紙になる」

つまり私たちが言っているのは、こういうことだ。単純性には偉大な美しさがある。その本質的ですっきりとした簡潔さは、脳にとってハニー・トラップ、つまり甘い誘惑の罠なのだ。

数学者はいつも、複雑な現象を表す、可能な限り短い公式を見つけ出そうと必死になっている。これを数学者の専門用語でいうと〝アルゴリズム的にそれ以上単純化できないこと〟だ。

誰かを説得しようとするときには、同じことをする必要があるのだ。

私的利益感——馬を操る最適な方法は、馬の行きたがる方向に進むこと

「十分かどうかの問題じゃない。これはゼロサム（合計するとゼロになること。一方の利益が他方の損失になること）ゲームだ。勝つ者がいれば、負ける者がいる」——ゴードン・ゲッコー

ゲッコーは自分以外の人間にはまったく興味がない。大事なのは金を儲けることだけだ。ゲッコーにとって、興味があるのはゲッコーのことだけだった。しかし金融市場の資産とは違って、個人の利益感というものは、ゲッコーが言っているようなゼロサムではない。たしかに資産運用に熱心な輩はいるだろう。しかし私たちの誰もが自分の株を所有していれば、あらゆる機関投資家がそうであるように、自分の株の市場価値が上がることに熱心になるはずだ。

フランス国王のルイ十一世にこんな話がある。彼は占星術を絶対的に信じていたので、臣下の一人が一週間のうちに死ぬという占い師の予言が当たったときも、それほど驚かなかった。

しかし国王は、その強力な予言能力が自分の権力を脅かすかもしれないと考えた。そして占い師が窓から飛び降りて死ぬよう秘密裏に画策してから、彼を連れてくるよう使いを出した。

ルイ十一世は占い師に重々しく尋ねた。

「おまえは天を読み解くことが、そして人間の運命を知ることができると言っているな。ならば教えてくれ。おまえに降りかかる運命はどうなっている？　おまえはあとどのくらい、生きねばならぬのだ？」

占い師はしばらく慎重に考えると、微笑みながらこう答えた。

「私が最期を迎えるのは、陛下が最期を迎えるちょうど三日前でございます」

こんな話を持ち出したけれど、私たちは決して、本書であなたに何か悪いことをさせようと思っているわけではない。

私たちが言いたいのは、次のようなことだ。

もしあなたが誰かに何かをさせようと説得を試みるなら、相手がそうすることで、あなたのではなく、相手自身の利益になると相手が思えるように、メッセージを提示することが重要だ。これができれば、相手があなたの望みどおりに動くよう、説得できる可能性はかなり高くなる。

このことをうまく言い表した問いと答えがある。まず問いは、馬を操る最適な方法とは？　だ。

そして答えは、馬の行きたがる方向に進むこと、だ。

ではここで、手綱を操る話から頭脳を操る話に移ろう。**相手の気持ちを変える一番の方法は、あなたの利益になることが同時に相手自身のためになるのだと納得させることだ！**

『瞬間説得』を執筆していたとき、私は住んでいるイギリスと大西洋の向こうのアメリカで、それぞれ世界的な詐欺師と親しくしていた。そのときにこんな質問をした。〝あなたの意見を聞かせてください。自分のために相手に何かをさせるときに一番重要な要素は何ですか？〟と。

彼らは二人とも、それこそ一言一句違わずに同じ答えを返してきた。

〝世のなかの九十九％の人たちは、こと説得に関しては同じ単純な間違いを犯している。世のなかの九十九％の人たちは、説得の秘訣を相手が自分のために何かをするよう仕向けることだと考えている〟

これは一般的な考え方だろう。だが本当は違うのだ。説得の秘訣は、相手が**相手自身**のために何かをするよう仕向けることなのだ。

アンディは例として次のような話をした。

私の妻に、まあごく普通の友人がいた。彼女はどこか北のほうの大学で働いていた。それでオタクの君と同じく大学の職員であると同時に、どこかの環境保護団体でも活動していたんだ。あるとき彼女は、「通勤には自家用車を使わず、自転車やバスに乗ろう」っていうキャンペーンを始めた。ポスターを貼ったり、ビラを配ったり、メールを送ったりといろいろやっていたよ。

でも変化はなし。まったく効果がなかったんだ。駐車場は、彼女が活動を始める前と同じで車で一杯だった。ある夜、彼女がうちに夕飯を食べにやってきて、そのことについてあれこれしゃべり出した。一番の問題は彼女のボスらしかった。そいつは大学の理事会か何かでも有力者なんだが、彼女の活動に興味がなく、味方も支援もしなかった。

「理由は？」私が聞くと、彼女はこう答えた。

「そうね。彼は自己中で、低俗なちっさい男で、環境のことなんて何も考えてないの。他にやりたいことがいろいろあるのね」

「たとえばどんなこと？」

「利益を生むこと」

明らかにその男の大きな心配事は、そして彼の上司の大きな心配事は、大学の財務状況が破産寸前で、お金を稼ぐ必要があるという事実だった。それも早急に！

ああ！　私は思った。いい方法があるじゃないか？　そのろくでなしは金を必要としている。

「名案がある」私は彼女に提案した。「その男に、金庫を一杯にするのにいい手があると言うんだ。彼は渡りに船とばかりに喜んで、次の委員会でその方法を自分の案として認めさせるだろう。なぜなら、彼のような低俗で小さいヤツがやりそうなことだからだ。それで他の理事も気に入って賛成したら、彼はきっと時の人になる」

彼女はまるで、私が彼女にクソを手渡したかのような顔で私を見た！

「何で私があいつの手柄になるようなことをするの？」彼女は大声を出した。「私はただ、協力してもらえないと言っただけよ。何で私があいつを助けるの？」

私は彼女に言った。「理由は、すべてが計画どおりにうまく行ったら君の望みがかなうからだよ。いいかい、お金儲けの名案っていうのは、駐車場の料金を大幅に値上げすることだ。地方自治体がよく使う手だ。簡単な方法だよ」

まあ、長くなるんで手短に話すと、半年後くらいに彼女に会ったら満面の笑みを浮かべていたよ。

「あのキャンペーンはどうなった？」私が尋ねると、彼女はこう答えた。

「最高にうまくいってるわ。議会も年間の駐車場料金を二倍にすることを認めたの。それ以来、みんなキャンパスに来るのに自転車かバスを使ってる！」

「君のボスはさぞかしアホづらをしているんだろうな」

「ええ、そのとおりよ！」


基本的に、自分のボスに何かさせたいと思ったら、そのボスのボスにとって重要なのが何かを見つけて、それと自分の望みをくっつければいいのだ。つまり――馬を操る最善の方法は、実際、馬の行きたがる方向に進ませることなのだ。

しかし説得においては、もう少しだけ狡猾さが必要だ。馬が「人なんか乗せていない」と思うような裏ワザが必要なのだ。

意外性――説得はロケット工学のように難しくない

相手を説得するプロセスで意外性が果たす役割は二つある。

一つは、私たちがクスッと笑うほとんどすべての根底には、この意外性があるということだ。私たちの脳は不意打ちを食らうこと、出し抜けに足の下にある敷物をひっぱられることが大好きなのだ。そしてその発生が適切な状況であれば、私たちは笑うのだ！

しかし意外性には、笑いの他にも心にもたらす作用がある。それは注意をそらすことだ。普段と違う、驚くような予想外の出来事は、私たちの脳を揺さぶってプチ催眠をかけ、トランス状態にする。この間は、私たちの神経が通常のあらゆるセキュリティ・システムで緊急事態を宣言し、認識の監視装置がすべて停止してしまう。そしてこのときこそが、私たちが最も暗示にかかりやすい状態なのだ。

では意外性の二つの要素、笑いと注意をそらすことについて、これからご説明しよう。

それでは遠まわしにほのめかしていてもしょうがないので、ズバッと話そう。説得術について書かれた本は文字どおり数百とある（もちろんこれには、拙著の『瞬間説得　その気にさせる究極の方法』も含まれる）。

しかし何よりも皆さんに覚えておいてほしい一番のメッセージは、こうだ。

「説得はロケット工学のように難しくない！」

そしてここでの**よいサイコパス**学校の最初の教えは以下のようになる。まあ、あまりにも当たり前すぎることとなのだが。

もしも誰かを説得して何かをさせようとするなら、その相手の気分を悪くするのではなく、よくする必要がある。それができれば、自分の思うとおりに相手が動く確率は高くなる。

『瞬間説得』の執筆中、私はニューヨークで大勢の警官にインタビューした際、仕事で違反切符を切ろうとしたときに、それを免れようとした何か面白い言い訳はあったかと尋ねた。すると警察官の一人が、スピード違反をしたある男の話をしてくれた。


警官は男に言った。

「時速八十マイルも出してたってわかってんのか？　ここの制限速度は五十五だぞ」

その男は答えた。

「ええ、たしかに出してました」

警官はあきれてこう尋ねた。

「じゃあ何で、俺のパトカーを見てすぐに停車しなかった」

その男は閃光のように素早く振り向いて答えた。

「実はね、おまわりさん。三週間前に妻が警察官と一緒に消えちまったんだ。だからバックミラーでおまわりさんのライトが見えたとき、警察が妻を返しに来たと思ったんだよ！」

この日、男性は違反切符を切られずに済んだ！　その理由はきわめてシンプルだ。彼はあの状況で警官にできうる限り最高の対応をした。気持ちよくなれる要素を提供して、警官をクスッと笑わせたのだ。

そして警官も、相互作用の法則――これは非常に強力な影響の法則だ――によって、同様に振る舞う必要性、つまり等価のものを返す必要性を感じたのだ。だからその状況で、ドライバーに対して彼ができうる最高の対応をした。

つまり、違反切符を切らなかったのだ。

前述したように意外性には笑いという気持ちがよくなること以外の要素もある。そのもう一つの作用とは、注意をそらすことである。

予想外の事態やいままでにない状況は、私たちの脳を自動的に暗示にかかりやすい状態にする。この間、私たちは情報を意識的に処理することなく、取り込んでしまう。このときこそが説得を試みる相手の言いなりに最もなりやすいときなのだ。

数年前に私の同僚が、ある面白い研究をした。彼は意外性の効果の一つ、相手の注意をそらしてプチ催眠状態にすることが、説得プロセスでどんな役割を果たすかを調べた。このときの説得は、あらゆる説得のなかで最も難しい――まあ、特に男にとって難しいと言ってもいい――ものだ。なぜならその研究は、口説き文句についてのものだったからだ。

方法としては、まずサンプルとして、ウェブからランダムに口説き文句を抽出した。二番目に大勢の学生を動員した。三番目は、その生徒たちに口説き文句を均等に振り分けた。そして最後に、その学生たちをバーやクラブへと出撃させて、それぞれの口説き文句を五回試すという明確な指示を与え、結果をデータとして報告させた。

はたして完璧な口説き文句はあったのか？

半年後、学生たちはデータを彼に報告した。誰にでも効力を発揮した、つまり、五回とも効力を発揮した口説き文句は一つだけだった。

教えたくはないが、本書を購入してくれたお礼にあなたにだけ特別にお教えしよう。

バーで女の子に近づいて、こう言うのだ。

「僕は友だちと二十ドルの賭けをしてる。もし僕がこのバーで一番の美人と仲よくなれたら僕の勝ちなんだ。だから、そのお金で僕とこれから飲まないかい？」

そんなセリフで？　とお思いだろう。私も同感だ。現実に考えると、うまくいきそうな感じはしない。でも実は、この計画にはまだ仕掛けがあった。この言葉は、その直後に褒め言葉を入れたときだけ成功したのだ。どんな褒め言葉でもいい。〝素敵な髪型だね〟とか、〝かわいい靴だね〟とか、〝その服、いいね〟とか、褒め言葉であれば何でもオッケーだ。

おちょくっているのではないことをご理解いただきたい。

たしかに妙な話だ。でも実際、ここで機能しているようなきわめて基本的な心理学を理解し始めたら、あらゆることが、すぐさま腑に落ち始める。

このちょっと変わった口説き戦略がやっていることは、バーでナンパ男に言い寄られた女性の多くがする反応、つまり警戒と用心のスイッチを完全にオフにすることだ。そして女性はこのクレイジーで複雑な取引の条件を理解しようと必死になってしまう。そのせいで直後にかけた褒め言葉は、レーダーにひっかかることもなく、女性の意識という有刺鉄線の下で見えないように身をかがめ、感情をつかさどる領域と報酬センターにも検出されないまま、脳に滑り込んでしまう。

結果は先の通りだ。女性が意外性によるプチ催眠のトランス状態から覚めたてのときは、幸せの感情が残っている。だから一杯の誘いを受ける確率は少し高くなる、というわけだ。

自信――自信を持って相手の信頼を得る

相手に影響を及ぼす過程で自信というものが果たす役割は、〝自信アーティスト〟の元祖ともいえる詐欺師の言葉からも自明である。私がインタビューでしばらく一緒に過ごした詐欺師の一人は、以下のように簡潔に言ってみせた。

「自信のない詐欺師なんて見たことないだろ？」

なるほど、そのとおりだ。しかし一般的な日常生活では、説得において自信が果たしている役割は、おそらくは最初に予想されるよりも少し微妙なものだろう。

たしかに一方においては、あなたが説得者として、あなたの影響を受ける相手――つまりあなたが説得しようとする人――があなたの自信を感じることは重要だ。

これはあなたが相手からの信頼を確立するということだ。

しかし他方、説得者のあなたが、説得する相手自身に自信を持たせることも同じように重要だ。相手にも、相手自身があなたと同様に説得のプロセスに積極的にかかわっていると、そして相手が決定を下したのは相手自身の意思なのだと、自信を持たせる必要があるのだ。

なぜなら、子どものいる方ならよくおわかりだと思うが、何かの決定を下すときにプレッシャーをかけられたり、いじめられたり、無理強いをされたと相手が感じるほど、説得者が説得を成功させるために克服すべき相手側の抵抗が大きくなるからである。

誰かを味方につける最適な方法は、その相手にできるだけ早く、敵も味方も存在しないと思わせることだ。

まさにこのことを示す、ウィンストン・チャーチルの素敵な話がある。

ある夜、ロンドンでのイギリス連邦（旧イギリス領植民地から独立した国々とイギリスが対等の立場で構成する友好・協力関係を基盤とした緩やかな国家連合体）の高官が集まった豪華なパーティーの終了時に、チャーチルは客人の一人がテーブルから高価な銀製の塩入れを盗もうとしているのを発見した。

相手に恥をかかせる気まずい事態は避けたいという思いと、この恥知らずを野放しにはできないという思いの間で悩んだチャーチルは、一体どうしたか？

そう、彼は次のような行動に出たのだ。

チャーチルは、塩入れとペアになっていた胡椒入れを自分のコートのポケットに入れて、〝同じ穴のムジナ〟のほうに近づいていった。そしてそこにいる人々の目の前で胡椒入れを取り出し、テーブルの上に置いて、いわくありげに彼の耳元でささやいた。

「見られてたと思う。戻したほうがいい……」

問題はシンプルに、優雅に、何の騒ぎにもならずに解決された。実際、これは世のなかに存在するあまたの才能の一つにすぎない。もしこれを本当に才能と呼んでいいなら、世界トップクラスの詐欺師たちはかなり優秀ということになる。彼らは、決断したのは自分自身だと相手に思い込ませる手管の優れた実践者だ。決断させるよう陰で糸を引いている、心理的な人形遣いの天才なのである。

私がインタビューをした詐欺師の一人は、この隠しワザに命名までしている。彼いわく、〝ここは暑いね〟作戦だ。

考えてみてほしい。誰かに窓を開けてもらうには二つの方法がある。一つはストレートに「すみませんが、窓を開けていただけますか？」と頼む方法だ。これは直接的な要求だ。

もう一つ、間接的な頼み方もできる。それはこんな言い方になるだろう。「ああ！　ここは暑いなあ、ねえ？」

たぶん、この言い方で十中八九、誰かが立ち上がって窓を開けるだろう。しかもそれが自分自身の考えだと信じて、だ。

そして、ここここそが物事が危険になり始めるときなのだ。なぜなら、私たちが誰かのために自発的に何かをし始めると――ここでのキーワードは自発的にだ――私たちはその誰かからのその後の要求に嫌々ながらでも従う可能性がずっと高くなる傾向があると、研究では示されているのだ。私たちは、知らず知らずのうちに相手の術中にはまっているのだ。

まったく同じマインド・コントロールの原理が、手品でも利用されている。硬貨を使って私が見せたテクニック、〝強制選択〟はそのひとつだ。

だから私が知り合いになった詐欺師の一人が、以前はかなり成功した、舞台で活躍するマジシャンだったというのも単なる偶然ではないだろう。

共感――説得の確率を上げたいなら〝個人的周波数〟で挑め

SPICEの最後の要素が共感でも、皆さんはそれほど驚かないはずだ。

これまでの四つの要素、単純性、私的利益感、意外性、自信は、どれも私たちの脳に心のレッド・カーペットを敷いて、何らかの形で私たちをいい気持ちにさせてくれる。そして共感は間違いなく、この四つすべてを合わせたよりも強力だ。

共感はさまざまな観点から特徴づけることができる。しかしここでは、次の三点に定義を絞ることにする。

共感とは、以下の能力である。

●相手の心を読む。
●相手と親密になる。
●相手の言葉で話す。

もしくは通信システムにたとえて言えば、共感とは相手の感情の周波数に自分の周波数を合わせる能力のことである。広範囲の帯域幅に向かって語りかけるのでは、効果は低いのだ。

たとえばあるコールセンターで行われた実験では、電話をかけて商品を販売するスタッフに、ヘッドホンを右耳にかけるか、左耳にかけるかの選択権を与えた。左耳にヘッドホンをかけた職員は、右耳にかけた職員よりも売り上げ成績がよいという結果が出た。これはおそらく、左耳にかけた職員は顧客に対して、〝論理的または理知的〟なアプローチではなく、〝感情的または感覚的〟なアプローチを取ったことで、相手の感情の周波数により合わせることができたからだろう。昔から言われている右脳と左脳の役割の違いは、左脳が論理的、分析的、合理的な役目を果たし、右脳が感覚や感情と全体的な役目を果たすというものだ。そして左耳は右脳に、右耳は左脳につながっているのである。

この例が示すように、相手の考え方に対して、あなたが心理的なコミュニケーション能力を磨けば磨くほど、相手に何かをさせるよう説得するのがうまくなる。

また、言葉遣いを少し変える——心理学の専門用語でいう**リフレーミング**（ある物事について、表現の仕方や見る角度を変えることで相手に異なる印象を与える効果）をする——ことによって、相手の心を**拒否の領域**（〝ノー！〟に支配されている意思決定ゾーン）から引きずり出して、**承認の領域**（〝イエス！〟に支配されている意思決定ゾーン）に引き入れることができる。

リフレーミングの効果は、まさしく黒魔術だ！

これには信じられないくらいの威力がある。言葉遣いをちょっと変えるだけで、あなたの成果は飛躍的に高まる。あなたの影響力のダイヤルを、一般向けから、説得する相手の個人向けに調整するだけで、あなたのメッセージは驚くほど強力になるのだ。

ニューヨークで花屋を経営していたマックス・シュリングは、『ニューヨーク・タイムズ』紙に、ある小粋な広告を掲載した。文字はすべて速記文字だったため、好奇心旺盛な多くのビジネスマンはその部分を破り、秘書のところにいって翻訳を頼むことになった。

この広告は（もちろんビジネスマンたちが知る由もなく）……そう、あなたが予想したとおり……その秘書たちに向けられたものだった――次にあなたの上司から奥様への花を買うよう頼まれたときは、ぜひ当店をご利用ください！

私たちにはそれぞれ、よりよく理解できる言語というものがある。シュリングは秘書に対して速記文字を使ったが、有能な説得者は相手にぴったりのたとえを使う。もし私があなたの上司で、急ぎのプレゼンのために二時間ほどあなたに残業してほしいと思っているとしよう。そして私は、あなたがロンドン・マラソンに向けてトレーニングを積んでいることも知っていると想像してほしい（よい上司というのは、日頃からの努力でこういうことも知っているのだ！）。

もし私が説得の一般的な周波数でお願いしたら、こんな頼み方になるだろう。

今夜はプレゼンの資料を仕上げるので、二時間ほど残業してくれないかな？

この説得が成功する確率は五〇％程度だろう。

しかし、もし説得の個人的な周波数でお願いするとしたら、頼み方は次のように変わる。

そろそろつらい時間になってきたね。でももし君に、もう少しだけ限界に挑戦して、あと一マイルほど残業するスタミナが残っていたら、今夜はプレゼンの資料作成を手伝ってもらえないだろうか？

これなら成功の確率は飛躍的に高まるだろう。

第六章で説明したたとえのパワーは、自分自身を説得する行為だけにとどまるものではない。相手に影響を与えるためにも利用できるのだ。

本章の締めとして、人生のあらゆる局面で皆さんが周囲との関係を築くためのヒントをまとめた。これは、役立つこと請け合いである。

★よいサイコパスになるためのヒント――初対面の人とたちまち仲よくなる方法★

1 笑いかける

笑いは感染するからだ。スウェーデンの研究者は、ボランティアの被験者に笑顔と怒った顔の写真をサブリミナル手法（映像のなかにそれとはわからないように一瞬だけ紛れ込ませる方法）で見せ、顔の筋肉の動きを観察した。被験者は自分の見ているものを意識していないが、笑顔を見たときには大頬骨筋（笑顔のときに動く筋肉）が刺激され、怒った顔を見たときには皺眉筋（顔をしかめたときに眉毛を動かす筋肉）が刺激されていた。

2 目を合わせる

車を運転する人なら誰でも、相手のドライバーと目を合わせることができれば割り込みしやすくなることを知っている。ある研究結果は、目を合わせれば伝えたい情報の五十五％が伝わることを示している。残りのうち三十八％は言葉の意味以外の聴覚（たとえば抑揚など）によるもので、〝純粋〟な言葉の内容で伝わるのはわずか七％にすぎない。

3 褒める

褒め言葉は、脳にとってバイアグラのようなものだ。称賛は相手の気分をよくするだけでなく、自然に会話を始めるきっかけにもなる。しかし褒め言葉は心からの賛辞でなくてはならない。うわべだけのおべっかは、汚物のように嫌われるだけでなく、すぐに悟られてしまうものだ。

4 ファースト・ネームで呼ぶ

営業成績ナンバーワンのセールスマンや一流政治家は、〝すぐに仲よくなる〟天才だ。しかしあなたも、初対面の相手にその場で聞いた名前をすぐに呼びかけることで、相手にいい印象を与えることができる。ファースト・ネームで呼べばさらに親しみが増し、相手は自分が特別な存在だと感じる。実際に研究は、何か頼みごとをするときに、最初に相手の名前を呼ぶと成功率が高まることを示している。

5 気さくに振る舞う

「私はこれを売るためにホームレスになったんだ」。『ビッグ・イシュー』（ホームレスに販売の仕事を提供して自立を支援する、一九九一年にロンドンで生まれた雑誌）のある販売者にそう言われて、私は思わず一冊購入してしまった。ユーモアは一瞬にして人の警戒心を解く。だからこそ恋人募集の個人広告では、八〇％以上に〝GSOH（ユーモアのセンス）〟が組み込まれているのだ。お笑い芸人のように振る舞う必要はないが、生真面目すぎるのは問題だ。いい人間関係を築くには、打ち解けた振る舞いが大切だ。

6 温かい飲み物を出す

不動産業者がすぐにお湯を沸かし始めるのを不思議に思ったことはないだろうか？　ある心理学者チームのおかげで、現在ではその理由が明らかになっている。アメリカの研究者グループは、被験者に温かい飲み物か冷たい飲み物を飲ませ、そのあとで初対面の相手がどの程度〝温かい〟人か

〝冷たい〟人かを評価してもらった。さて結果は？　温かい飲み物を飲んだ人のほうが冷たい飲み物を飲んだ人よりも、対象者をより思いやりがあって寛容な人物だと判断したことが明らかになっている。

7 相手の動作を真似る

オランダの研究者が、学生と面談してさまざまな広告について意見を述べるよう求めた。このとき研究者は、学生の半分に対しては本人に悟られないように腕、足の位置など、彼らの動きを真似ていた。数分後に偶然を装って六本のペンを床に落とすと、一方のグループは他方よりも三倍の多さでペンを拾った。より多く拾ったのはどちらの学生だろうか？　皆さんはもうおわかりだろう。そう、動きを真似されていた学生だ！

8 ボディ・タッチをする

研究では、レストランのウェイトレスが客の腕に二回触れると、触れない場合よりもチップが格段に多くなることが示されている。体に触れられると、〝愛情〟ホルモンであるオキシトシンの生成が刺激される。これは恋愛関係だけでなく、友情関係を築く際にも重要なホルモンだ。ただし、やり過ぎは禁物。触りすぎは気持ち悪いだけだ！

9 共通項を見つける

一九七〇年代の初め、アメリカのある研究者グループは大学のキャンパスで学生に近づき、公衆電話をかけるのに一〇セント硬貨をくれないかと話しかける実験を行った。研究者の半分は髪を長く伸ばしたヒッピーのような服装で、学生のような身なりをしていた。そしてもう半分は〝普通〟の格好をしていた。〝ヒッピー〟の研究者は三回のうち二回は成功したが、〝普通〟の研究者の成功率は五十％未満だった。つまり「見た目」に影響力があったのだ。そして最も影響力を持つのは、最も共通点が多い相手だ。そういえば先週、あの販売員から車を買ったのは、私の出身地に興味を持ってくれたからだろうか？　販売員の友人がそこに住んでいるという偶然があったから？　それに回転式乾燥機を買った電気店のあの店員は？　彼もサッカーファンで、しかもウェストハムのファンだったから……？

あなたはどのくらい説得がうまいか？診断テスト

➡判定は313ページ

以下の内容について、あなたにとって最も当てはまる回答を以下から選べ。すべてのポイントを合計し、313ページの表であなたのスコアを確認しよう。

0=絶対にそう思わない／1=そう思わない／2=そう思う／3=絶対にそう思う

質問	0	1	2	3
❶私は相手の心を読んだり、相手の行動の要因を見つけるのが得意だ。	○	○	○	○
❷知らない人ばかりの部屋に入って、そこにいる人たちと仲よくすることも苦にならない。	○	○	○	○
❸自分には窮地を脱するコツのようなものがある。	○	○	○	○
❹交渉して値引きをしてもらったり、おまけをしてもらうことが得意だ。	○	○	○	○
❺相手の立場になって物事を考えるのが得意だ。	○	○	○	○
❻人を魅了する強力なオーラがあるとよく言われる。	○	○	○	○
❼パーティーや集まりなどでは、あちこちでおしゃべりに参加していることが多い。	○	○	○	○
❽難しい計画に参加するよう相手を説得できる自信がある。	○	○	○	○
❾ジョークがうまい。	○	○	○	○
❿周囲の人を思いどおりに動かすことができる。	○	○	○	○
⓫追いつめられていても、強力で説得力のある議論を組み立てる能力がある。	○	○	○	○

第八章　怒りを抑える――それは、あなたの問題ではなく、相手の問題だ！

他人が僕について言うことなんか、知ったこっちゃない。

――マイケル・J・フォックス

不快なことは個人的な屈辱として受け止めない

サイコパスは不屈の立ち直り能力を持っていて、人生において〝冷酷な仕打ちを受けてもまったく気にしない〟姿勢を貫いている。そう、こうした態度は自身の利益にあまりにも無頓着であるように見えるが、一方で非常に有益な場合もある。

政治家、企業のCEO、エンタメ業界と、あらゆる分野のリーダーたちの大部分は、アンディにとって素晴らしい仕事相手だ。頭がよくて、新しいアイデアを積極的に取り入れている。だから彼らは、それぞれの分野でトップに立っている。

だが、なかには視野が狭く、相手がどんな人間であるかに先入観を持ち、自分の仕事の場にふさわしくないと考えた瞬間に態度を変える連中もいる。アンディが商談を持ちかけたある会社の

ＣＥＯは、その会社の役員たちに彼のことを〝行商人〟と紹介して、それが彼と仕事をしたくない理由だと言ったそうだ。アンディは、傷ついたか？　とんでもない！　彼はこう言った。

「まず、相手が私のことをどう思うかについては、私にはどうすることもできない。さらに、そういう態度は私にとって有利に働くことがある。そういう連中をうまく言いくるめて、彼らには一切気づかれないまま、こっちの思いどおりに事を運ばせるのも簡単だ。あわよくば、私に仕事をさせるのはもともと彼らのアイデアだったと思い込ませることだってできる！」

この不屈の立ち直りができるのがサイコパスである。

ここで例として、日常生活でよくある次の三つのシナリオについて考えてみよう。

●運転中に赤信号で止まっていると、隣に停車した車の窓から男が拳を振り上げている。彼は、手前のラウンドアバウト（信号のない環状交差点）で、あなたが彼を無視して無理な割り込みをしたと思っている。

●あなたは職場で昇進を申請し、自分にはその資格が十分にあると思っている。しかし上司は、あなたと仲の悪い人物を昇進させ、あなたの昇進を見送った。

●仲のよい友人が、具合が悪いからとあなたのパーティーを欠席した。しかしその後、彼女は他のパーティーに行っていたことがわかった。

この三つのシナリオへの一般的な反応は、次のようになるだろう。

●窓を下げて、隣に停車している男と言い争う。

●ふつふつと怒りを煮えたぎらせ、仕事で意識的または無意識のうちに受動攻撃的になる（心理学用語で、怒りを直接的に表現せず、わざと能率を落とすなど消極的に相手を困らせる行動をすること）。昇進した同僚が新しい役職で必要とする職業上および道義上の支援をせず、いじめをする。

●その友人との縁を切る。電話にも出ず、メールにもフェイスブックのメッセージにも返事をしない。彼女の陰口を言う。

これらの反応は、どれも十分に理解できる行動だ。私たちが太古の先祖から引き継いだ縄張りの本能は、たとえば国境、私有地を囲う柵、飛行機の座席のトレーテーブルなど、物理的な統治権についてのみ表面化するものではない。これは心の領地を侵されたときにも表面化するのだ。

実際に研究でも、物理的、つまり肉体的な痛みを感じたときと、たとえば仲間外れにされるとかパートナーに捨てられるなど、心の痛みを感じたときは、脳の同じ部分が反応することが示されている。これは背側前帯状皮質と前島皮質という二つの領域だ。

拒絶されることを〝ヒジ鉄を食らう〟と言うが、拒絶されると実際に痛みがあるのだ。

しかし同時に、現代人の脳が進化によって得た大きな利点の一つは、その適応力だ。これは第四章で説明した前頭前皮質という最新の高速思考経路を経由して私たちに与えられた、感情の津波に対して理性という砂袋を積み上げる能力だ。

このことを考慮して、皆さんにはこうお尋ねしたい。

もしあなたが冷静に、落ち着いて、多角的に考えて選べるのなら、先ほどの三つのシナリオに対するあなたの反応は、前述の三つのようになるだろうか？

それとも、もっと優れた別の対応を考えるだろうか？

●もしそうする余裕があるならば、隣の運転手と口ゲンカをして、金切り声で相手をののしり、後輪のタイヤを空回りさせて不快な音を出すか、それとも、彼を見てにっこり笑って目をそらし……信号が緑に変わったら、まるで彼に気づきもしなかったかのようにゆっくりと発車するか。

●もしすべてが自分次第ならば、恨みを仕事に持ち込んで自分自身とチームのパフォーマンスを下げるか、それとも上司と同僚たちに逆境に耐えているところを見せて仕事に真摯に取り組み、〝いまに見てろ。次はきっといいことがある〟と考えるか。

●もし何の制約もなく決断できるならば、本当にその友人との縁を切るか、それとも、たとえば彼女が出席したパーティーには彼女の長年の想い人が来ていたためで、招待を断ってあなたを怒らす気はなかったのだと、疑わしきは罰せず的に考えて彼女を許すか。

何が言いたいのかおわかりいただけただろうか？　そう、つまりはこういうことだ！　前述のような選択、オプション、決定はすべてあなた次第なのである！

信じられない？

それでは、一体他の誰次第だと？

頭に血が上ったドライバー？　先見の明のない上司？　間違った行動を取った友人？

あなたはこうした人たちに、あなたの感情というホテルに立ち入ることのできるカギを、本当に渡してしまってよいとでも？　彼らが自由気ままにやってきたら、空き部屋で勝手に過ごさせると？

次回は〝空室なし〟の札でも出せばよいとでも？

そんなことをしてはダメだ。なぜなら以下のようなことをするたびに、あなたは本当にそういう人間になっていくからだ。

- 恨む。
- 憤る。
- 自分を憐れむ。
- 怒る。
- 誰かが自分に嫌がらせをしていると思う。

- ふてくされる。
- イライラする。
- 何かを気にしすぎる。
- 仕返しをする。
- 犠牲者のふりをする。
- 自分が不愉快に思うことを人のせいにする。

そしてあなたがそうした感情を持てば、原因となった事件をもう忘れかけている相手もそれを感じ取り、あなたに対して同じような感情を持つようになる。

それだけでなく、周囲の人にあなたの本心をさらけ出してしまうことで、あなたは友人や大切なもの、さまざまな機会を失う危険を冒すことになる。あなたは他人に、自分自身の人生の筋書きを左右させてしまうかもしれないのだ。

あなたがすべきことは、不快な事件を個人的な屈辱として受け止めないことだ。

そしてこう叫ぶのだ。もう、おしまい！

これは、つべこべ言わずにやってみると意外と簡単なのだ！

勝兵は先ず勝ちて而る後に戦いを求め、敗兵は先ず戦いて而る後に勝ちを求む

あなたが〝空室なし〟の札を出す秘訣は、実際にきわめて直球的な方法だ。これは人生を変える多くの啓示がそうであるように、たった一つのシンプルな自問から始まる。

まずは、感情的に炎上の可能性がある場所に赴く場合には、必ず対応策を胸に秘めておくこと。〝勝兵は先ず勝ちて而る後に戦いを求め、敗兵は先ず戦いて而る後に勝ちを求む〟（勝利するためには事前の準備が重要であり、勝敗は戦う前にすでに決まっているようなものだ、という意味）なのである。

というわけで、今度あなたが不当な扱いを受けたと感じたときには、次の一連の行動をとってみてほしい。

1 火気厳禁の標識に気づく。
2 火の気を感じる。
3 一歩、引いてみる。
4 火に近づきすぎると熱さを感じるということを理解する。
5 長時間、火に近づきすぎたままでいると、火傷することを理解する。

そして、こう自問しよう。

- このことを個人的な屈辱として受け止めなければ、私はどうするだろう？
- 熱を感じなければ、私はどうするだろう？

そうすれば、あなたには以下の二つのことが可能になる。

❶あなたと状況の間に一瞬、防火帯（火事で延焼を食い止めるための、不燃性・耐火性のあるものから成る帯状の地域）**ができ、あなたには感じるだけでなく考える時間ができる。**

❷あなたに選択権が与えられることで、状況の主導権が相手からあなたに移る。あなたはドアを開いて相手を自分の心のなかに入れてしまうか、ドアをロックして心の外に締め出したままにしておくかを自分で決められる。

とてもシンプル。

たったこれだけのことだ。

心のなかに入れるか、入れないままか。

あなたに選択権がある、もしくは選択権があるとあなたが気づいていることによって、あなたが必要とするすべての違いが生じるのだ。

敵をあえて心のなかに入れる、もしくは入れないでおく、この両方を自在にできるのがサイコパスだ。

だが、相手のことを敵と考えたら、最初からドアにカギをかけることになる。だから相手を〝プレーヤー〟と考え、こっちも向こうも勝とうとしているゲームだと考えればいいのだ。そうすれば、個人的な屈辱として受け止めなくてすむ。

ゲームとプレーヤーといえば、数年前に日本のある研究者チームが行った実験がある。

彼らはサイコパスと非サイコパスを対峙させて、最後通牒ゲームなるものをやらせた。これはお金についての決断の上手さを調べる方法で、その手順はとても簡単なものだった。

これは二人のプレーヤーによって、次のように進められる。

プレーヤー一は、受け取ったお金をプレーヤー二との間でどういう割合で分けるかを決める。

プレーヤー一の提案を受けるかどうかを決めるのは、プレーヤー二だ。

プレーヤー二がプレーヤー一の提案に満足なら、これを受け入れ、金額はそのとおりに分けられる。

しかしもしプレーヤー二が満足せず、プレーヤー一の提案を拒否したら——ここからが面白くなる——二人ともお金はもらえない。どちらにも一銭も入らないのだ。

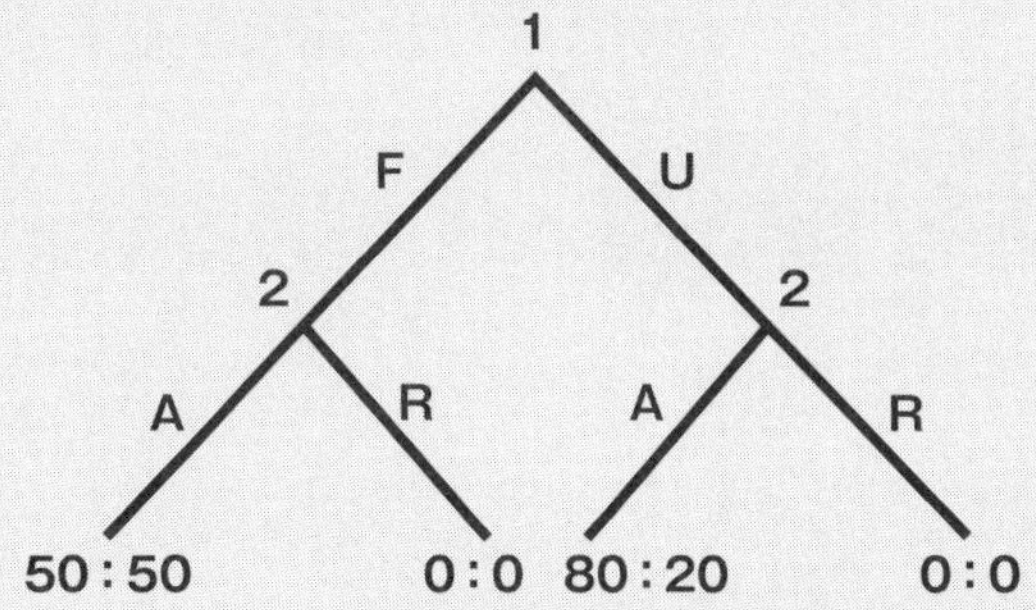

最後通牒ゲーム

1＝プレーヤー1／2＝プレーヤー2
F＝公平／U＝不公平／A＝受ける／R＝拒否する

下の図を見れば、この最後通牒ゲームの仕組みがよくわかるだろう。

プレーヤー一は調整役になる場合もあるし、独裁者になる場合もある。

公平に五〇：五〇の提案をするかもしれない。

不公平に、自分が八〇で相手を二〇にするかもしれない。

ゲームのルールでは、プレーヤー一は八〇：二〇という無茶な提案もできれば、ちょっと手加減して七〇：三〇にすることもできる。

実験結果は、提案が七〇：三〇に近づいてくると、だんだん判断に迷いが出てくることを示している。どうやらこのへんから、提示を個人的な屈辱として受け取り始めるようだ。

ただし、相手がサイコパスなら話は別だ！

なぜなら日本の研究者チームは、ある興味深い事実を発見したのだ。

サイコパスは、非サイコパスに比べるとずっと不公平な提案を受け入れる——つまり必ずお金をもらってゲームを終える——だけではない。皮膚電位の生理測定（発汗速度のわずかな変化に基づくストレスの標準指標）によって、サイコパスが〝心の奥底〟でも、ケチな対戦相手から不当な仕打ちを受けることを、非サイコパスよりもはるかに気にしていないことが明らかになった。

サイコパスは、相手の提案が公平だろうと不公平だろうと、関心を持つことができない。

彼らは、対戦相手が自分に損をさせて、いくら得をしているかに関心を持つことができないのだ。

サイコパスが気にするのは、自分がいくら得られるかだけなのである。

そしてサイコパスは、相手の提案を個人的な屈辱として受け止め、不公平だと考えて拒否する非サイコパスよりも、ずっと多くを得ているのだ。

サイコパスは何か報酬があれば、くだらないことに惑わされずにやるべきことをやり遂げるのに長けている。そして物事を個人的な屈辱として受け止めたり、気にしすぎたりして、惑わされることはない。

何事も個人的な屈辱として受け止めないこと！　どんなことが起こったにしても、そもそもあなたに責任はないのだ！

個人的な屈辱として受け止めずに、ゲームとして割り切れ

たいていの場合、サイコパスといえばすぐにナイフを振り回す精神異常者で、馬に振り落とされたらその馬をすぐさま殺すようなヤツだと思われている。目的を達成するために不屈の精神を持ち、すぐさま砂を払って再び馬の鞍にまたがるような現実主義者だとは思われていないのだ。

実際は、後者が真実である。

たしかにサイコパスは――第五章で見たように――ここぞというときにやり遂げる方法を知っている。必要であれば、倒れている相手にブーツで蹴りを入れることもためらわない。それが自分の望む何かを得るためであれば、だ。その意味において、サイコパスは私たちより負けず嫌いであると言えるだろう。

しかしサイコパスは、耐え忍ぶ能力も高い。

そして先ほどのたとえで言えば、冷静に判断してもう片方のブーツで蹴りを入れるようなことはせず、その経験を糧にする可能性も高いのだ。

ところで皆さんは、**囚人のジレンマ**というのをご存知だろうか？

これは冷酷度と負けず嫌い度を評価する際に、心理学者が使用するテストだ。相手と自分の選択がどういう結果になるか、詳細は下の表にまとめた。

一人の警官が二人の武装強盗を捕まえ、警察に連行して尋問を始める。尋問は一人ずつ、別々だ。しかしこの二人を告発するだけの十分な証拠がないことがわかった警官は、二人に互いを密告させようと考えた。

警官はそれぞれの強盗に、もし罪を認めたら、相棒を懲役十年にして、おまえは無罪放免にすると言う。しかし警官は、同じ取引を相棒にも持ちかけている、と言う。もし二人とも罪を認めたらどうなるか？　二人ともしゃべったら、どちらも懲役五年だ。では、どっちもしゃべらなかったら？　どちらも盗品をさばいた罪で懲役一年で済む。

「なんだ、簡単じゃないか。私ならすぐに口を割る」——あなたはそう

囚人のジレンマ

	相棒が口を割らない	相棒が口を割る
本人が口を割らない	相棒が懲役一年 本人が懲役一年	相棒が無罪放免 本人が懲役十年
本人が口を割る	相棒が懲役十年 本人が無罪放免	相棒が懲役五年 本人が懲役五年

思うかもしれない。でももし相棒が同じように考えて口を割ったら、二人とも懲役五年になる。ここは口をつぐんで、相棒もそうしてくれることを望むのがベストではないだろうか？　そうすれば、二人とも懲役一年で済むからだ。

しかし、よいサイコパスであるアンディの考え方はこうだ。

相棒のことは忘れるんだ。純粋に自分の視点で考えれば、どんな場合でも白状したほうがいい。まず相棒が口をつぐんでいたとしよう。その場合の選択肢はどうなる？　自分も同じようにだまっていれば懲役一年。もしくは降参してしゃべっていたら、無罪放免だ。次に相棒が口を割っていたとしよう。さあ今度はどうなる。君はだまっていたら懲役十年。でも口を割ってれば懲役五年で済む。

私にとっては、ぜんぜん頭を使う必要もないことだ。感情を排除して、数学的に考えれば、論理的な答えは罪を認めることになる。何度考えても同じだ。

さっきも言ったように、もし相棒が口をつぐんでいれば、無罪放免になる可能性もあるが、悪くすれば懲役五年だ。でもこのとき、もし自分が口をつぐんでいたら、十年になるんだ。

だから、私なら後悔するよりも安全策を取るよ。運がよければ無罪放免、最悪でも五年だ。もし相棒が十年食らうことになったら、それは彼がからくりに気づかなかったからだ。ご愁傷さまってところだ。

アンディが**よいサイコパス**であることを考えれば、彼の状況判断能力は私にとって驚きでも何でもない。

実際、懲役の年数をポイントで置き換えて（無罪放免＝最大ポイント、懲役十年＝最小ポイントなど）、心理学の研究室で**囚人のジレンマ**ゲームをやってみるとどうなるか。通常二人一組で何度かプレーしてもらい、最後にポイントを合計する。するとアンディの対応は、サイコパスには典型的なものだということがわかる。一般的にサイコパスは非サイコパスに比べて、力を合わせて〝協力〟する必要性に惑わされることが少ない。

しかしそれだけではない。私たちの多くは、目の前で相手に〝口を割られる〟と、また今回の実験のように目の前で何度も口を割られると、自分自身も口を割り始める傾向がある。そして攻撃的になり始める。これは自己防衛のためだが、一部には悪意からだ。当初の計画を忘れて、プライドが顔をのぞかせ始めるからだ。

しかしサイコパスには、そんなことは起きない。

サイコパスは非サイコパスに比べると、報酬を重視して、何事も個人的な屈辱として受け止めない傾向が強い。つまり自分への敵意ある行動を仕方がないと受け流し、当初の計画を続行するのだ。

二年前にスイスの研究者チームが、**囚人のジレンマ**ゲームでサイコパスの犯罪者——悪いサイコパス——と、一流投資家を大勢集めて勝負をさせた。結末はどうなっただろう。

当然、サイコパスが勝った。理由は、投資家のほうがずっと利己的でよりリスクを冒したからだ。サイコパスとは違って、自分の反応をコントロールできなかった。投資家のアプローチはサイコパスに比べると、より受動的で、はるかに計画の練りが浅かった。それが破滅につながったのだ。最終的な利益を念頭において客観的に、ビジネスライクに行動すれば、利益は最大限にできる。しかし投資家はそうすることなく、相手よりもただ得をしようという考えに夢中になってしまったのだ。

加えて投資家は、相手をだますことに時間とエネルギーを使いすぎて、自分の成績を悪くしていた。投資家は個人的な屈辱として受け止めたが、サイコパスは単なるゲームだと割り切っていた、ということだ。

もちろんこの話の教訓は、投資家にだけ有効というわけではない。次に示す同じような話は、あらゆる職業や階層のどこにでもころがっている。

●私たちは相手を言い負かすことに、つまり相手が間違っていて自分が正しいと証明することに熱心になりすぎてしまう。そうすると〝会話が本筋から脱線〟してしまい、思ってもいないことをたくさん言ってしまう。

●敵対する政党へのネガティヴ・キャンペーンに熱心になりすぎた政党は、政策で有権者にアピールできなくなってしまう。そして多くの場合、有権者に見捨てられてしまう。

●サッカーの試合では、相手選手に愚かな報復をした選手がレッドカードで退場になり、チームが勝つ確率を下げてしまう。

要するに、私たちは勝つことに熱心になるあまり、自分が本当は何を望んでいるのかを忘れてしまうのだ！

自分自身の力で感情を制御して〝心の火災〟に対応せよ

この章ではこれまで、カッとなりそうな状況で私たちができることを指摘してきた。つまりミキシング・コンソールのダイヤルを他人に回されて感情的かつ非合理的に反応するのではなく、自分自身の力で感情を制御すれば、穏やかに思慮深く、能動的に対応することができる、ということだ。ここからは実際的な視点で、どうしたら他者との交流において先ほどの投資家のようにではなく、よりサイコパスのように行動できるか、その方法について説明していこう。

何かが起こった際、先ほどの火のたとえで考えるなら、まずは炎から一歩、遠ざかる。そして熱くなっていくのを感じながら、次のことを自問しよう。

●もしこれを個人的な屈辱として受け止めなかったら、私はどうするか？
●もし熱さを感じていないなら、私はどうするか？

自問するというシンプルな行動だけで、一触即発の事態にどう対処するか、その方法に大きな違いが生じる。それは自問によって得られた貴重な数秒で、爆発の危険性を前頭前皮質が安全な場所から再評価し、正確な情報が提供された上での選択肢を、一貫した行動計画と共に脳に再入力するからだ。

しかし、自問するというのは最初の一歩にすぎない。

自問して再評価が終了したら、第二ステップを開始しなければならない……これは、また再評価することだ！

しかも迅速さが必要とされる。時間が非常に限られているからだ。

現実の世界で発火にかかる時間はほんの〇・一秒くらいだが、私たちの脳では比較にならないほど速く火が伝わる。私たちは本物の消防士のように、迅速な作業で心の出火を防がなければならない。

そして一瞬のうちに、次の三つの判断を下す必要がある。

- 火災の原因となった最初の火花（誰かの自分に対する言動）が何だったか。
- 燃えている物質（誰かの言動に対する自分の受け止め方）がどういうものだったか
- 燃焼を維持している酸素（自分が恥をかきたくない、バカにされたくない、他人に〝負けたくない〟などの思い）がどういうものか。

それが心の火災であれ、実際の火災であれ、発火して燃え続けるためには前述の三要素――**火花、燃える物質、酸素**――が必要である。

このうちの一つでも特定して排除できれば、あなたは火災を起こさずに済むのだ！

実際の火災に対応するように、心の火災にもうまく対応しなければならない。これは練習や経験を積むほど上達する。そのためには、鎮火の方法だけでなく、火災が発生するきっかけとそれを持続させる要因についても、正しく実践的な知識を培っていく必要がある。

予防は治療よりも有効だ。私たちの脳で発火した炎を燃やし続ける主な燃焼促進剤は、以下のようなものを失うことである。

●面目を失うこと。
●周囲からの好意を失うこと。
●地位を失うこと。
●周囲からの尊敬を失うこと。

この章で先ほど話した、縄張りの話を思い出してほしい（二〇六頁参照）。私たち人間には他の動物と同じく縄張りを守る本能があるだけではない。私たちは物理的な縄張りと同じくらい、心の縄張りへの意識も強いのだ。

物理的な縄張りが、たとえばオオカミやカモメの地位を高めるように、心の縄張りも私たちの地位を高めることができる。そして他人がこの縄張り――私たちの権利、特権、〝自分を自分たらしめている〟要素――に侵入したと感じると、私たちは不法侵入だと主張して、追い払おうとする。これはオオカミやカモメが、自分の〝陣地〟に他のオオカミやカモメが足を踏み入れたと気づいたときとまったく同じ反応なのである。

オオカミやカモメが、自分の縄張りで別のオオカミやカモメの存在を感じずにいることは不可能だ。これは私たちにとっても、不可能ではなくとも難しいことなのだ。誰かが自分を無視したり、侮辱したり、本気で取り合ってくれなかったら、私たちは何かを失っていると感じずにはいられない。相手が自分の何かを奪っている、苦労して手に入れた大切なアイデンティティの領域を侵していると感じずにはいられないのだ。

私たちは、現在の文化的な規範よりも、過去の進化で培われてきた厳格な指示に従って行動している。そして人間関係における行動は、複雑な言語と二足歩行の発達と同様に、人間という種の独自性の大半を形成している。しかし人間の脳は、オオカミやカモメの脳とは大きく異なる。そしてこれまで見てきたように、心理的な縄張り争いで私たちの弱点となっている三要素（火花、燃える物質、酸素）にうまく対処すれば、その争いに巻き込まれないようにすることも可能なのだ。つまり、外交交渉で折り合いをつければ、戦闘部隊を出撃させずに済むのだ。

領土侵犯への怒りの熱を抑えるために、そして暗たんたる喪失感を追い払うためには、前述した火災の三要素を掘り起こして正確に見つめる必要がある……最初は火災の原因となる、火花だ。

“火花”への対処法

1　あなたの問題ではなく、相手の問題だ！

「世のなかには二種類の人間がいる」アンディが言った。「無礼な人間とそうじゃない人間だ。さらにもう一つあるんだが、知っているかい?」

「何かな?」私は聞いた。

「無礼な人間は、さらに二つに分類できる。自分と関係がある人間とそうじゃない人間だ」

(下の図を参照してほしい)

この図は少し簡単すぎるように思えるかもしれない。そう、実に簡単なのだ！ しかしこのシンプルな二分割の図を使って突き詰めていくと、最初に検討したときにはそれほど明白ではなかった以下の結論にたどり着く。

理由は何であれ、もし誰かがあなたを侮辱したり、裏切ったり、いいように利用しているとしても、それはあなたの問題ではなく、その相手の問題なのだ。

それは相手の争点であって、あなたの争点ではない。

それは相手の事項であって、あなたの事項ではない。

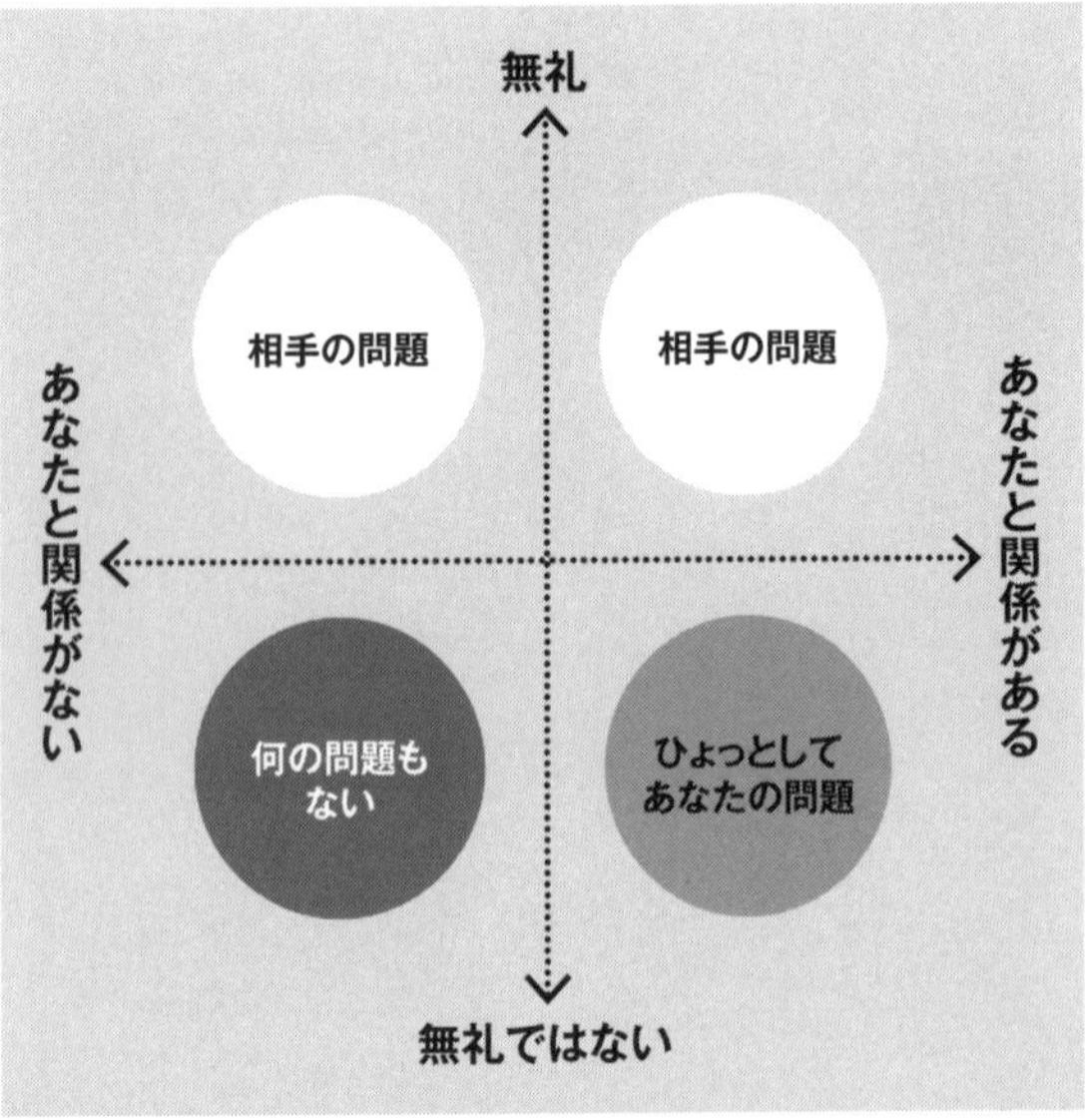

それは相手の性格であって、あなたの性格ではない。

もちろん、実際にあなたが相手の問題ではなく、すべてがあなた自身の問題だと考えれば、それはあなたの問題になってしまう。

エレノア・ルーズベルト（米国第三十二代大統領、フランクリン・ルーズベルトの妻で、自身も外交官、評論家として活躍した）がかつて言ったように、「あなたに劣等感を抱かせることは、あなた自身がそれを許さないかぎり、誰にもできない」のだ。

しかし、あなたが自分の問題だと思ってしまっても大丈夫。これには対策がある。もし次回、あなたに対する誰かの言動を不当だと感じたときには、無謀にも炎のなかに突っ込んでいくようなことをしてはならない。そのときはいったん立ち止まり、一歩下がって、次の自問リストを穏やかな気持ちでやってみよう。

新しい技術を習得するときはいつでもそうだが、最初は時間をかけて練習に励まなくてはならない。でもコツがつかめてきたら、だんだん素早く、簡単にこなせるようになり、最終的には何も考えなくても反射的にできるようになる。

こう自問しよう。

●相手は故意にやっていたか？　どうすればそれがわかるか？　確かめる方法はあるか？

●相手のやったことがずるいと思うのはなぜか？　他の人たちもそのことをずるいと思っているか？

●相手の見解はどのようなものだったか？　それを知る方法はあるか？

●相手は自身の行動をどのように正当化するだろうか？

●あなたが相手の立場だったら、その状況にどう対応していたか？

●あなたの考えが正しいことを裏付ける、どんな証拠があるか？　どうしたらそのことを確認できるか？

この質問に答えることで、心理学で言うあなたの**帰属スタイル**（行動の結果の原因をどこに求めるか。大きく二分すると、原因を自分の能力や努力にあると考える内的な帰属スタイルと、状況や運にあると考える外的な帰属スタイルがある）を評価することができ、あなたが根本的な帰属エラーを犯しているかどうかをチェックできる。私たちは誰でもこうしたエラーを頻繁に犯している。自分に対する相手の言動に間違った意図をくみとってしまうミスだ。

そしてこのミスは、特にその物事が悪い結果になったときに多く発生する！

帰属スタイルは、人生で自分に起こったことの受け止め方を表している。成功と失敗の両方の経験は、次の二つの心理的な次元（要素）から評価することができる。

●**原因の所在**――何かが起こったときに、その原因をあなたが内的（たとえば自分の能力や努力に原因がある）と考えるか、外的（たとえば状況や運に原因がある）と考えるか。

●**一般性**――何かが起こったときに、あなたがそのことを一回限りの（特殊な）ことだと考えるか、よくある（一般的な）ことだと考えるか。

あなたが〝内的〟か〝外的〟かは、この章の最後にある帰属スタイル・テストで知ることができる。

たとえば、あなたが何週間もかけて準備した販売戦略の採用が見送られたとしよう。前述の二つの次元でとらえると、この失敗の理解には次の四つの考え方がある（下の表を参照）。

ここでもしあなたが悲観論者であったり、落ち込んだり、または単に繊細すぎたりする場合には、このような失敗の経験に対して表内③の一般的で内的な帰属スタイルを取る可能性がより高く、拒絶を個人的な屈辱として受け止める可能性が高い。

しかし一方で、より健全な**よいサイコパス**的アプローチでは、表内①の特殊で内的な帰属スタイルになる。〝次回はきっとうまくいく〟と考えて、前に進むのだ。

もちろん、これは外的な要因が決定に関わっていた可能性を排除するものではない。つまり、裏で何かがあって選出委員会が自由に決定を下せなかったという可能性だ。しかしはっきりとした証拠がない限り、これをあなたが知ることはできない。

しかしそのような証拠がないなら、帰属スタイルを変えるベストの方法はこうだ。あなたがこうかもしれない、ああかもしれな

帰属スタイル

	内的な要因	外的な要因
特殊	❶今回は、相手が私の販売戦略を気に入らなかった。	❷今回は、販売戦略の選出委員会がある基準に従って戦略を採用するよう、会社の役員会から指示を受けていた。
一般的	❸相手が、私のこと自体を気に入っていない。	❹今回から、選出委員会は契約業者の特定グループからのみ入札者を指名することを義務付けられた。

いと考える仮定――証拠がないときに非サイコパスである私たちがよくやることだ！――に情け容赦なく疑問を呈して、その仮定が現実たりうるかを確認することである。これをやればやるほど、あなたはより厳しい自己尋問官になり、独りよがりの妄想と決別することができるようになるだろう。

しかし、厳しい自己尋問官になるのは簡単なことではない。

このためには、以下の心理的な三大要素のすべてが必要となるからだ。

自制心が必要である。

忍耐力が必要である。

勇気が必要である。

その理由はおわかりだろうか？

なぜなら、自分の失敗を他人のせいにする（「あいつらは私に嫌がらせをしている！」と思う）ほうが、他人の前で自身の責任を認める（「私のプレゼンがあまりよくなかった」と認める）よりも、ずっと簡単だからだ。

しかし頑張り抜けば、それに見合った報酬が得られる。

人生で侮辱されることがあっても、やりすごして笑っていれば――そして本当に意に介さないでいれば、自分のことを憐れんで時間とエネルギーを無駄にするよりも、はるかに素晴らしい場所にたどり着ける。

「私が言いたいのは、競争相手は負けた側のことをかわいそうだなんて思わないってことだ」これはアンディの弁だ。「だから自分が負けたときに、自分をかわいそうだなんて思っちゃダメだ」

2 いいスタートを切る

ますます高速化する現代社会は、私たち一人一人にある選択を迫っている。より多くの人と表層的な付き合いをするか、より少ない人と密接な付き合いをするかの選択だ。

多くの人は、後者を選ぶ。

密接な付き合いを求める傾向は、特にメールでも発揮される。そのため、もしあなたが物事を個人的にとらえる傾向が強ければ、一日をメールソフトを開くことから始めるのは、断じてよいアイデアとはいえないだろう。

代わりに、もっといい気分になれるもの――あなたが自分を認められるような何かから一日を始めれば、あなたは自分が主導権を握っていると感じられて、力が湧いてくるだろう。

たとえば仕事だ！

毎日を確定的な要素から始めることで、一日の方向付けがしっかりとできる。生産性も高まるだろう！

〝燃える物質〟への対処法

3 挑発は無視する

自分を好きになってくれる人もいれば、嫌いになる人もいるというのは、人生の基本的な事実だ。しかし、だから何だというのだろう。世のなかにはマザー・テレサでさえクソだという人がいる。人生にはいいこともあれば、悪いこともある。嫌なことがあっても、何とかやっていくしかないのだ。

誰もが自分のことを大好きなわけではないという考え方に――そして自分が最高だと思っていることを、クソだと思っている連中もいるという考え方に――早く慣れることができれば、人生は楽になる。

そしてもう一つ大切なのは、そう考えるのはそれほど難しいことではない、ということだ。なぜならあなた自身も、他人に対して好きな人もいれば嫌いな人もいると思っているはずだからだ。

実際ここまでの内容を読んできて、皆さんは次のことも認めたくなってきているのではないだろうか。それは、他人の考えをコントロールしたいと、あなたが密かな――それほど密かではないかもしれないが――願望を抱くほどに、それは不可能になる、ということだ。人間は自由に考え、言いたいことを言うものだ。もしあなたがそれを気に入らないというのであれば、つらい人生になるだろう。でも、それが世のなかというものだし、この件についてはあなたにはどうしようもないのだ。

しかし、あなたにもできることはある。そうした相手にあなたがどう反応し、対応するかだ。まずは彼らと一緒にいる時間を短くすればいい。もしくは彼らがドアをノックしたときに、〝空室なし〟の札を出すこともできるだろう。彼らがツイッターでつぶやくことが何だというのだ？　〝荒らしは放置（挑発的な投稿には真面目に対応しない）〟だ。

相手の言動ではなく、自分のできることに集中すれば、その対処もずいぶん楽になるはずだ。

「相手に中指を突き立てる（相手を侮辱するジェスチャー）、なんてのはNG。その動作自体が時間の無駄だよ」アンディの意見だ。「無視が一番だ」

4　世界はあなたを中心に回っているわけではない

さっき結論付けたように、誰もがあなたを好きなわけではない。あなたのことを好きな人は嫌いな人より多いかもしれないが、あなたに割く時間はそれほど多くない。いずれにしろ、あなたが望むほどはあなたのことを好きではないのだ。

最近は誰もが他人に好かれようと、注意を引こうとする。それはまるでしょっちゅうオーディションが開かれているようなもので、一回の開催時間は短くなりがちだ。だからもし次回、あなたが誰かに無視されたり、話をさえぎられたり、自分にふさわしい扱いを受けていないと思っても、あなたの帰属を適切に保ち、その原因を間違ったところに見出さないようにすべきだ。

おそらく相手のせいではない。

ひょっとすると状況のせいかもしれない。

実際、相手はただ……忙しいだけなのかもしれない！

5　多くの選択肢を持つ

人は他に選択の余地がなければ、何かに一縷の望みをかけなければならないときもある。

しかし私たちはしばしば……選択肢があるのに選ばないことがある。

考えてみてほしい。以下のようなことを、あなたはこれまでにどのくらい言ってきただろうか？

それも自分自身に対してだけでなく、話を聞いてくれる誰かに対しても、だ。

●あの大学であの授業を受けられなかったら、何の意味もない。

●あそこに就職できなかったら、就職なんてしない。

●彼女以外には考えられない！

●彼以外には考えられない！

私たち人間は、確たる理由もなく、さまざまな選択肢のある決定を白か黒かの二者択一の問題に単純化することに非常に長けている。そんなゼロかすべてかの決定が結果的にゼロに終わったら、猛然と腹を立てることにも納得はできる。

しかしほとんどの場合、私たちには選択肢がある。

願書は一つの大学だけではなく、たくさんの大学に出すことができる。

履歴書は一つの職場だけにではなく、いくつか送ることができる。

たった一人の相手にこだわる必要はない。この世に人間はあふれている。

常に選択肢を持ち、戦略的にその幅を広げることで、危険度を下げ、感情のガスコンロの炎を小さく抑えることができる。

勝てば王様、負ければ一文無しのゲームでゼロに終わってしまったら、文句の一つも言いたくなるのは当然だ！

6　全体像を把握してバランスを取る

賭け事、賭け金、ゼロサム・ゲーム（勝てば王様、負ければ一文無しになるゲーム）ときたので、今度は世界でも一流のポーカー・プレーヤーの話をしよう。

彼はかつて、こう言ったことがある。もしあなたが空腹で疲れ切り、もともとの賭け金をスッてしまえるほどの余裕もないのなら、そもそもポーカーなんてやってはいけない。

ポーカーのテーブルに当てはまることは、そのまま交渉のテーブルにも当てはまる。

怒りを抑えるにはときとして意思の力が必要であり、第五章で指摘したように、意思の力というのは筋肉と同じで、強くするにはそれなりの努力が必要である。ろくに食事も睡眠もとらない状態で、何かしら〝成功〟させなければならない状況に追い込まれたとしたら、それが道理にかなった正当な試練であっても、個人的な恨みによるものだと解釈するリスクは大いに高まる。

これは日常的にもよく観察されていることだが、心理学の葛藤解決の分野で見つかった、かなり多くの証拠にも裏付けられている。

たとえば交渉の二重関心モデルでは、傲慢にも他人の利益を根拠なく軽視している場合には、自身の利益を重視しすぎる危険が高まることがはっきりと示されている。（次ページの図を参照）

この図の右下の部分を見てほしい。これは自身の結果を重視するあまり、他人の結果を軽視しているときだ。この場合には、露骨に自己利益を追求する炎がすべてを飲みこんでいるのがわかる。ここでは**悪いサイコパス**が幅を利かせている。

しかしその上は、自身の結果も他者の結果も重視している場合だ。ここには消火活動の訓練、つまり問題解決、正確な情報の検討、合理的な議論の訓練さえ積めば、誰でも入れる。ここはアンディのような**よいサイコパス**のいる場所だ。

あなたは熱くなって正気を失うこともできる。あるいは、頭を使って切り抜けることもできる。

選択はあなた次第だ。

まあポーカーのテーブルでは、わかっていてもついつい熱くなってしまうのではあるが。

問題解決の二重関心モデル

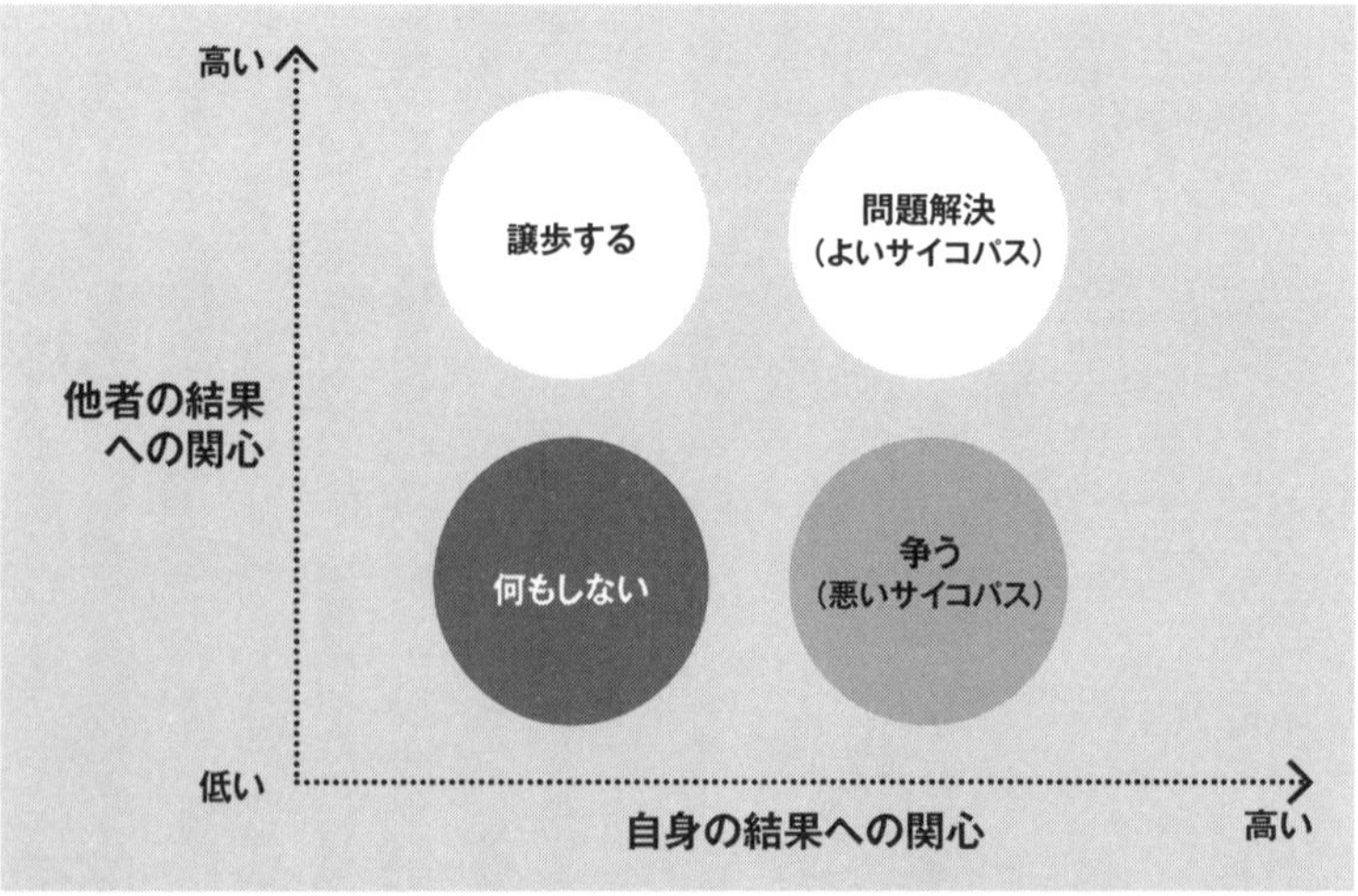

7　自分の言葉に気をつける

物事を個人的な屈辱として受け止める機会を減らしたいなら、その方法の一つは、あなたが個人的な屈辱として受け取るよう、相手が意図的に言ってくる機会を減らすことである！

そのためにできる方法の一つは、あなたから相手への発言内容に注意することだ。

この現実の世界で私が本当に驚いてしまうことは、何かで頭に血が上ると、相手に人差し指を向けて自分の意見をわからせようとする輩《やから》がいることだ。そういう態度はすぐに相手への攻撃と見なされて、たちまち暴力に発展する。誰かの鼻先に人差し指を向けるなんて、ケンカを売っている行為にほかならない。

〝酸素〟への対処法

8　真実の物語に向き合う

私たちにはそれぞれ自分の物語がある。自分に向かって語る、自分を好きになるための自分についての物語だ。たとえば精神的に不安定で、妻を自分の思うままに操ろうとする夫は、自分は妻の〝庇護者〟だと思っているかもしれない。のんきな女たらしは、自分の行動は〝充実した人生を送っている〟証《あかし》と考えているかもしれない。失敗への根本的な恐れは、〝私は繊細だから〟という言い訳のリフレインとなって、心のなかで演奏され続けているのかもしれない。

私たちの物語がどのようなものであれ、それがすべて真実ということは、おそらくない。

そしてまた私たちが自分に完全に正直であれば、その物語が真実ではないことを私たちは知っている。

そのため、もし誰かが物語の原稿に修正を加えようと近づいてきたら、もし胸の奥深くに密かに抱いている自分への疑念をわざわざ掘り起こすような言動をしたら、もし身振りや言葉、ときには目つきで、その疑念を覆う布を引き剝がそうと脅しをかけてきたら……私たちはたいてい、必死になって自分の物語を守ろうとする。

ときに私たちが他人の言動を個人的な屈辱として受け止めてしまうのは、それが真実だからだ！

私が五歳の頃から友人のある女性は、子どもの頃、両親からごくたまにしか愛情を示されなかった。両親は彼女が何かいいことをしたり、彼らを笑わせたときにしか、本物の愛情を見せなかったのだ。彼女もいまでは結婚し、子どもにも恵まれている。しかし親の愛情を条件付きでしか受けなかったことは、彼女にとって諸刃の剣になった。恩恵もあったが、呪いもあったのだ。

よい点といえば、長年の熱心な訓練によって、彼女は行く先々のパーティーで主役になった。周囲の人々が望む言葉を察知して口にすることに関しては、神業に近いほどの才能を発揮したからだ。同様に初対面の相手の緊張をほぐし、彼らの心を開かせることの名人でもあった。

その反面、すぐに誰とでも仲よくなれるという天才的な才能には、闇の部分もあった。それは彼女の本当の願いではなかったからだ。ずっと昔、彼女の子ども時代に始まった願いは、誰かの〝特別な〟友だちになりたい、他の誰も信用できないときに秘密を打ち明けられる相手になりたい、というものだった。〝なれなれしく勝手なこと〟ができるくらい〝深い〟関係の友だちになりたい。彼女は

〝他とはレベルの違う〟友人がほしかったのだ。

そんな闇を抱えていてもたいていの場合は何の問題もない。それは彼女がとても暖かい人間で、一緒にいて楽しい人物だからだ。

でも、周囲の人がそんな彼女を認めないときに、彼女はつらい思いをすることになる。たとえば相手が彼女から離れていくとき。考え方が違うとき。お互いに相手を信頼できないときだ。そうなると、不運なことに笑いは涙に変わる。子どもの頃の恐怖、痛み、そして孤独が再び顔を出し、彼女はまた見捨てられたような気持ちになる。ほんの小さな拒絶が何千倍にも拡大される。それは悲しいかな、彼女はすぐに相手の拒絶を察知してしまうからだ。

現在の彼女は、もはや拒絶され続けている彼女ではない。しかし世界から締め出されていたあのときの少女は、もう何年も経ったいまでも、パパとママからただ愛していると言われることを望んでいるのだ。

あなたが自分にも似たところがあると思ったとしても、それは不思議でも何でもない。子どもの頃の幽霊が心にさざ波を立てるのは、誰にでもあることだ。幽霊は私たちをだましたり、怖がらせて、本心では思ってもいない言動をさせる。そして誰にでも、この幽霊が動き出す〝ボタン〟がついている。人は他人のこのボタンを押すのが好きなのだ。ときには故意に、しかし多くの場合にはそれと気づかないうちに。

そこで対処法をお教えしよう。

もしあなたがもう少しだけ支障なく人生を送りたいと願っているのなら、自分に向かって吠えてくる犬にいちいち石を投げるのをやめたいと思っているのなら、本書にしばしば登場するわれらが友人、チャーチルが印象深い言葉で語っているように行動すればいい。最初の一歩はとても簡単だ。やるべき〝宿題〟をやることから始めるのだ。

まず、自分で自分のゴーストバスターになろう！

あなたの脳に隠された子ども時代の階段の吹き抜けで、長く忘れられたまま苦しみ続けている悲しい幽霊を見つけるのだ。つまりあなたのボタンが何でできているのかを知るのだ。

ボタンは、私の友人のように、あなたの個人的な物語を否定する誰かの言動なのかもしれない。あるいは、体重のようにもっと〝明らか〟なことかもしれない。鼻のことかもしれない。〝頭が悪い〟ことかもしれない。学校でいじめられたことかもしれない……。

そうしたボタン、つまり幽霊が存在するという事実をまず知っておくことで、それらが具体的にどういうものであれ、日常的な会話に出現したときの対処がずっと簡単になる。

星空がきれいな夜に私たちが見ている北極星の光が、実は六百八十年も前に放たれたものだということを皆さんはご存じだろうか？　その光が地球に向けて宇宙の旅に出発したときには、私たちはまだ黒死病と戦っていたのだ（黒死病はペストの別名。ヨーロッパでは一三四七～一三五三年頃に歴史上最大の流行があった）。北極星の光は、そんなはるか遠くから長い時間をかけてやってきているのだ。

そう、私たちの感情の多くも同じなのだ。

その原因は、遠い彼方の時間にある。

感情は、成長期の大空という遊び場で、ずっと昔に燃えていた星々の光なのだ。

9　コミュニケーションは誤解のないように

私たちが物事をひどく気にする最も一般的な原因の一つは、誤解だ。

私たちは他の人が言おう、またはやろうとしていることを勝手に誤解し、イライラして、早とちりしてしまう。

だからもし次回、あなたが何か変だなとか、ずれているなと感じたり、まったくばからしいと思うことがあったら、何か含みがあるのかとあれこれ考えたり、いつまでも思い悩むのはやめよう。そこは、はっきりさせるのだ。他の人に、穏やかに、言い訳がましくならずに、どういう意味なのか聞いてみよう。なぜなら、たいていは特に意味のないことがほとんどだからだ。

10　被害者意識の被害者にならない

いままで一度も会ったことのない人を大勢集めて、お互いを嫌いになるようにするにはどうすればよいか、皆さんはご存じだろうか？

これはとても簡単だ。

まず人々を適当に二つのグループに分ける（赤グループと青グループ、戦士グループと鷹グループなど……名前は何でもいい）。そして各グループが仲よくなる時間を与える。

するとすぐに、誰もが自分のグループのメンバーを好きになり、他のグループの人には敵意を示すようになる。人間には生まれつき、友好関係を築きたいという欲求が心の奥深くに備わっているので、いわゆる**最小条件集団**でさえも、私たちを集団に対して忠実にさせる力があるのだ。

言うまでもなく最近では、フェイスブックやツイッターなどのSNSが一般化しているので、最小条件集団は驚くほどどこにでも存在するようになっている。そして反応性の高い、集団への忠誠ボタンが常に押されているのだ。このような集団をまとめている心理的な接着剤は、特定の大義、個人あるいは集団などに対する恨み、嫌悪、反感であることが多い。

もちろんこのような集団は、メンバーに対してときに貴重なサポート・ネットワークを提供することもある。

しかし提供しない場合もある。そして被害者ぶることが自分にとって好都合で、それを一生の天職とする連中のただの愚痴フォーラムになってしまう集団もある（現代社会で物事を個人的な屈辱として受け止める傾向が強くなっているのは、私たちの不平不満を〝共通のアイデンティティ〟とする手段に、インターネットがなっていることが原因なのではないかとの意見があり、その真偽が問われている）。

結論は？

あなたが物事を個人的な屈辱として受け止め続けたいのなら、そうすることが好きな集団に加わればよい、ということだ。

11　自分を褒めよう

毎日五分間でよいので、世のなかにはあなたをとても好きな人がいて、あなたのために時間を割き、あなたの味方をする人がいるということを思い出そう。

でもこれをやるときには、怒れるナルシストになってはいけない。

それから私たちは五分と言ったのであって、五時間ではないことにご注意を。

12　他人の立場になってみる

ある医者と弁護士がカクテル・パーティーに出席していると、一人の男が潰瘍の相談に乗ってほしいと近づいてきた。医者は一般的な医療従事者としていくつか助言をしたが、男が去ったあと弁護士に向き直ってこう聞いた。「ちょっといいか？　職場以外で助言を求められたときには、どう対処すべきかな？　こういう場合でも、仕事分の請求をしてもいいんだろうか？」

弁護士は熱心にうなずいて言った。

「もちろんだとも。請求しても完璧に問題ないと思うよ」

翌日、医者は潰瘍について妥当な金額の請求書を作成し、その男に送付した。

そして弁護士からも、医者に請求書が届いた。

このちょっとしたジョークは、私たちが他人と付き合う方法についての根本的な真実を含んでいる。子どもの頃から知ってはいるが、大人になったいまも納得しきれていない真実だ。

もし次回、あなたが不当だと思うような言動を誰かがしたとしても、すぐにキレたりしないことだ。そして一歩引いて、こう自問しよう。

●実際のところ、相手の行動は正当化されるものだろうか？
●自分が相手の立場だったら、同じことをしていなかっただろうか？

おそらく、あなたにもしていた可能性はある！

それは単に、ある何かをたまたま気に入らなくても、必ずしもその何かが不当だということにはならない、ということだ。それはただ、そのときはたまたま気に入らなかっただけなのだ。

アンディによると外交官の間には〝殺人ハグ〟というワザがあるそうだ。どういうものかというと、敵にすごくよくすることで、逆に致命傷を与えるテクニックだ。具体的に説明しよう。たとえばアメリカ人が北朝鮮の金正恩《キム・ジョンウン》のところに行って、こんなふうに言うと想像してみてほしい。

「いままでの制裁措置については、お互いすべてを忘れよう。君たちと我が国との問題については理解しているし、何らかの対処をしたい。だからやり直そう。対話をしよう。平壌にアメリカ大使館を置こう。我々が北朝鮮から何か輸入し、アメリカの製品も輸出しよう。アップルのMacに、ビッグマックに……」

でも金正恩は、これでどんな恐ろしいことが起こるかわかっていない！　国民は、マックフルーリー（マクドナルドの定番メニューでソフトクリーム状のドリンク）を口いっぱいに頬張りながら、グリーンカードを手に入れるために長い行列を作ることになる。

悪魔のように残酷で、なんと素晴らしい作戦だろうか。

相手の立場になってみることには、隠れた利点もある。相手がどんな考え方をしているかが、より簡単にわかるだけではない。それによって、あなたが進路変更をしたり、相手の侵入を防ぐバリケードを築くこともできるようになる。

しかしそのためには、あなたが物事を自分の立場からではなく、相手の立場から見る必要がある。

まず相手の立場で考えてみる。個人的な屈辱として受け止めるのはそれからだ！

あなたはどのくらい我関せずで怒らないタイプか？診断テスト

➡判定は314ページ

以下の内容について、あなたにとって最も当てはまる回答を以下から選べ。すべてのポイントを合計し、314ページの表であなたのスコアを確認しよう。

0=絶対にそう思う／1=そう思う／2=そう思わない／3=絶対にそう思わない

質問	0	1	2	3
❶恨みがある。	○	○	○	○
❷勘違いすることがよくある。	○	○	○	○
❸他人が自分をどう見るかがとても気になる。	○	○	○	○
❹自分のことを誰かに悪く言われたら、そのことがいつまでも気になる。	○	○	○	○
❺相手の立場になって物事を考えるのが苦手だ。	○	○	○	○
❻陰で何か言われているのではないかと気になる。	○	○	○	○
❼物事を深読みしすぎることが多い。	○	○	○	○
❽ほしいものが手に入らないとイライラする。	○	○	○	○
❾友人や周囲の人と激しいやり合いをすることが多い。	○	○	○	○
❿不運な出来事を誰かの故意だと思うことが多い。	○	○	○	○
⓫自分が準備した販売戦略やプレゼンをボスが気に入らなかったら、ボスの自分に対する個人的な評価が低いのだと考える。	○	○	○	○

第九章　いまを生きる

プロは後悔しない。

（映画『007 スカイフォール』より）
――M

死刑囚のパラドックス

殺人で有罪となった死刑囚は、翌週の平日・正午に絞首台に送られると裁判官に告げられた。

しかし、この刑には仕掛けがあった。

裁判官はこう説明した。被害者は自分が殺されることなど予想していなかったのだから、殺人者への罰も同様に予想外でなければならない。つまり、死刑囚は突然の死を迎えるべきだというのだ。指定日の正午に執行人が独房のドアをノックするまで、死刑囚は処刑日を知ることはできないと裁判官は言った。

すっかり気落ちした死刑囚は、独房に戻る途中、一人だけ面会者に会えると言われた。彼は落胆のあまり、古い友人を呼ぶことにした。その男はたまたま哲学者だった。彼は死刑囚が言うべき話に耳を傾け、その話が終わると突然跳び上がり、拳を空中に突き上げて叫んだ。

「それじゃあ、何の心配もすることないじゃないか！　君が処刑されることはない！　裁判官の言ったことが本当なら、おそらく処刑は無理だからね！」

死刑囚は混乱して、こう言うのが精いっぱいだった。

「どういうことだ？」

「いいかい。理由はきわめてシンプルだ。順を追って説明しよう。まず金曜日には君を処刑できない。なぜなら木曜までに処刑しなかったら、死刑執行の日は必ず金曜になる。そうしたら予想外にならないだろ？」

「ああ、そうだな」

「そして同じ論理で、君を木曜に処刑することもできない。考えてもみろ。金曜が除外されているんだから、もし水曜までに処刑しなかったら、死刑執行は必ず木曜になる。そしたら同じように、予想外ではなくなってしまう」

死刑囚はだんだんわかってきた。

「ちょっと待って。つまり水曜日にも死刑にはならないってことだよね。なぜなら――」

哲学者が死刑囚をさえぎる。

「そうだ。木曜がすでに除外されているんだからね。そして君が火曜の夜にまだ生きて元気でいれば、水曜の処刑は予想外にはならない」

死刑囚は有頂天になって哲学者に抱きつき叫んだ。

「それじゃあ、金曜の夜には僕におごらせてくれ！」

「楽しみにしてるよ！」

しかし死刑囚が自由の身となって、バーに現れることはなかった。

これはいわゆる**死刑囚のパラドックス**と呼ばれるもので、哲学界ではとても有名だが、死刑という非情な状況下でのこの推論は論理的に破たんしている。対照的に心理学界では、この話が語られることはない。なぜ見て見ぬふりをされているのか、それはこの偽りの予言が、私たちの住む世界の深遠で意外な真実を隠してしまっているからだ。

その真実とは、過去に思いを巡らせたり未来を思い悩んだりせず、現在に集中して〝人生が起こるにまかせる〟のが重要だということだ。そうすれば、ときに避けがたく私たちを襲うちょっとした不愉快な驚き――死刑囚の場合、この驚きは死であったわけなのだが！――の影響をそれほど大きく受けずに済むからだ。

以下に示す、絶望や不安についての最近の数字を見てほしい。

●イギリスでは、四人に一人がうつと診断されている。

●イギリスでは、十五％の人がうつで欠勤している。

●イギリスの企業では、うつ関係の問題によるコストが従業員一人当たりで約十六万円（一ポンド

＝一六〇円で換算）、年間で約四兆千六〇〇億円になると試算されている。イギリスの経済界全体でのトータル・コストは、年間十六兆八千億円に上ると試算される。
●アメリカでは、十八歳以上の成人では四千万人（人口の十八％）が不安障害に苦しんでいる。
●アメリカ不安・うつ協会が行った研究（「不安障害の経済負担」）によると、アメリカでは不安障害によって年間四兆四千五〇〇億円（一ドル＝一〇六円で換算）のコストがかかっており、これはアメリカのメンタルヘルス全体にかかる治療費、十五兆七千億円の約三分の一を占めている。

結論は明快だ。過去を悔やんだり、将来を不安に思っても、何もいいことはない。

あなたはこの世界で、さまざまな計画、夢、善意を持つことができる。しかし、何らかの理由でそれらを持ち続ける自信や動機がなくなったら、忘れたほうがいい。

あなたはたとえば、自分の会社を一流にしたいという願望を持っているかもしれない。

上司に頼んで年収をアップさせたいと思っているかもしれない。

新しい人間関係を築きたいという憧れを抱いているかもしれない。

それが実現したら――素晴らしいことだ！

でも……

もしあなたが、スティーブ・ジョブズ・スタイルの新作発表はやりたくないと思っているのなら……

もし上司の部屋に入ると思うだけで冷や汗が出てくるのなら……

かつて人付き合いで失敗した経験から、まだ人を信じることができないなら……

……そうした問題と正面から向き合って、自分に合うように目標を変えればいいのだ。

イギリスの文豪、チャールズ・ディケンズはその著書『クリスマス・キャロル』で、強欲な主人公、スクルージのもとに過去、現在、未来の三人の幽霊を送り込んだが、この選択は決して偶然ではない。物語の優れた語り手であり、また同じくらい心理学者としても優れていたディケンズは、緻密な計算によって、私たちすべてを震え上がらせる幽霊トリオを選んだのだ。

ただこの三人のうち、真ん中の幽霊を怖がる必要はまったくない。

現在の〝幽霊〟とは、友人になることも可能だからだ。

過去を思い悩まない名人との出会い

これはニューヨークのタクシー・ドライバーが、ある早朝に乗せたお客について語った話だ。私があれこれ言うよりも、実際に皆さんに読んでいただいたほうがいいだろう。淡々とした美しい描写が、心にしみる忘れがたい物語だ。

私は指定された住所に到着し、クラクションを鳴らした。数分待っても誰も出てこないので、ドアの前まで行ってノックした。

「ちょっと待って」老女のか細い声だった。

何かが床に引きずられている音がして、しばらくするとドアが開いた。すると九十代くらいの小さ

なおばあさんが私の前に現れた。プリント柄のワンピースを着て、ベールをピンで留めた小さな円筒形の帽子をかぶっている。その姿はまるで一九四〇年代の映画のようだった。彼女の脇には、小さなナイロン製のスーツケース一つがあった。

その部屋は、もう何年も人が住んでいないように見えた。すべての家具には白いシーツがかけられ、壁には時計もなく、台所のカウンターには小間物も調理器具も置かれていない。部屋の隅には、写真とガラス製品で一杯になった段ボール箱があった。

「荷物を車まで運んでくださるかしら？」彼女は言った。

私はスーツケースをタクシーに運ぶと、彼女が歩くのを手伝おうと戻った。私の腕をつかんだ彼女は、ゆっくりと道路の縁石に向かって歩きながら、私の親切に礼を言い続けていた。

「たいしたことじゃありません」私は言った。「自分の母にしてほしいことを、お客様にもしようと思っているだけです」

「まあ、とってもいい子なのね」

二人ともタクシーに乗ると、おばあさんは住所が書かれた紙を渡し、こう頼んできた。

「ダウンタウンを通ってもらえるかしら？」

「ちょっと遠回りになりますよ」私はすぐに答えた。

「それはいいの。特に急いでないし。行き先はホスピスだから」

私はバックミラーで彼女を見た。その瞳はキラキラと輝いていた。

「私には家族がいないの」そう柔らかい声で話し続けた。

「お医者様によると、もう長くはないって」

私は静かにメーターに手を伸ばすと、オフにした。

「どんなルートにしましょうか？」

それから二時間、私は街中をドライブした。

まず、彼女がかつてエレベーターガールとして働いていたというビルに行った。

それから彼女と夫が新婚時代に暮らした周辺をドライブした。

ある家具倉庫の前では、おばあさんの希望でタクシーを停車させた。ここはかつてダンスホールがあったところで、若い頃には踊りにきたそうだ。

ときに彼女は、ビルの前や曲がり角で速度を落としてほしいと言った。そして何も言葉を発しないまま、暗闇をじっと見つめていた。

朝日の兆しが地平線にうっすらと浮かび始めた頃、彼女は突然言った。「疲れたわ。もう行きましょう」

私たちはだまったまま、最初に指示された住所に向かった。それは低い建物で、回復期の患者を受け入れる小規模な療養所のように見えた。車道は屋根つきの玄関まで続いていた。

停車するとすぐ、二人の職員がタクシーのそばまでやって来た。どちらも細心の注意を払って、おばあさんの動きを見守っていた。彼女が来るのをずっと待っていたに違いない。

私はトランクを開けて、小さなスーツケースを取り出してドアまで持っていった。彼女はすでに車椅子に座っていた。

「おいくらですか？」彼女は財布を開いて言った。

「いりません」

「あなたにも生活があるでしょう？」

「ほかにもお客さんはいますから」

私はほとんど無意識のうちに、身をかがめて彼女を抱きしめていた。彼女もしっかりと私にしがみついた。

「おばあさんに楽しいひとときを贈ってくれて、ありがとう」

彼女の手をギュッと握ると、私は朝の薄明るい光のなかを歩き始めた。

私の後ろで、ドアが閉まった。

それは人生を締めくくる音だった。

私はもうほかのお客を乗せることもなく、もの思いにふけって、ただあてもなく運転していた。その日は話すことさえ、ほとんどできなかった。もしこの日、彼女が怒りっぽいドライバーにあたっていたら、どうなっていただろう？　ドライバーが早く仕事を切り上げたいと思っていたら？　私がもし依頼を断っていたら？　クラクションを一度鳴らしただけで、すぐに立ち去っていたら？

ちょっと思い返しただけでも、いままでの人生でこれほど重要なことをしたのは初めてだと思った。

人生はなんて素晴らしいのだろうと思うような状況は、誰にでも必ずある。

しかしその素晴らしい瞬間に、私たちはしばしば気づかない――はた目にはささいなことに見えるよう、巧みに隠れてしまっているからだ。

なぜ私たちがいまを生きるべきなのか、その広告を作るとしたら、まさにこの話がうってつけだ——道徳的、精神的、心情的な真実——その本質が何気ないこの一度の出会いに凝縮されている。

タクシー・ドライバーが自身で的確に指摘しているように、もし彼がその朝、何かほかのことで心に余裕がなかったら——前日にあったことで腹を立てていたり、何か別の用事があって早く仕事を終わらせようとしていたら——おばあさんのホスピスへのドライブはおそらく違ったものになっていただろう。

このとき、タクシー・ドライバーの社会意識の高さが作用したのは、彼女にとって——そしてドライバー自身にとっても——なんと幸運だったことだろう。この話を聞いたアンディはこう語った。

「だけど、おばあさんのことも忘れちゃならない。彼女も重要な役割を果たしている。過去のドアを閉めたのは彼女だ。他の誰でもない。彼女にはもうそんなに時間は残されていないかもしれない。でも彼女はああしたことで、運命に立ち向かう準備ができた。あのとき、あの場所で。かなりの勇気がいることだったと思う」

間違いなく、そのとおりだ。

そこが始まりだった。

しかし物語全体から立ち上ってくるのは、彼女は過去を思い悩まない名人だったのではないかという印象だ。いやむしろ、ここは現在を生きる名人、と言うべきだろうか。そしてあのタクシー・ドライバーにいくつかの教えをもたらしただけでなく、私たちにも多くの教えをもたらしてくれたと思う。

マインドフルネスとサイコパス

最近は、いまこの瞬間を生きることの利点があちこちで喧伝されている。もちろん正当な理由はある。ちゃんと存在している！

妙に流行っているのは、私の古い友人、マーク・ウィリアムズのせいだ！

現在はオックスフォード大学の臨床心理学教授であるマークは、数年前に『*Mindfulness - A Practical Guide to Finding Peace in a Frantic World*』（マインドフルネス　慌ただしい世界で心の平安を見つけるための実践ガイド）を出版した。この本で彼は、いまこの瞬間に没頭して人生を変えようと訴えた。思考を暴走させて過去の苦しく抑圧的な記憶や、神経をいらだたせる未来への不安にどっぷり浸かるのはやめようと提唱したのだ。

マインドフルネスを音楽にたとえれば、仏教の甘美な教えをベースラインに、認知心理学のアーカイブ（保管庫）のなかからクラシック音楽のリフを少しばかり重ねた一種の集中法だ。自分の思考と感情が、森で木から木へと移動するサル、もしくは交通量の多い道路を走る車であるかのように観察するよう指導している。思考と感情の動きを把握する必要はあるのだが、巻き込まれても意識しすぎてもいけないし、それが〝自分自身〟だと思ってもいけないのだ。

マインドフルネスとは、脳のなかで交通渋滞がひどいダウンタウンの交差点にイエロー・ボックス・ジャンクション（渋滞防止のために、青信号で通り抜けられないときには入ってはいけない交差点内の地帯）を作り、いまこのときに流れている思考だけを進入させるようにすることだ。そして、このイエロー・ボックス・ジャンクションを生まれつき持っている――認知の交通量を制限するシステムが最初から脳に組み込まれている――人間がいる。

それがサイコパスだ！

サイコパスが現在を十分に満喫すること――後悔にも悩まされず、結果にも無関心な傾向があること――はよく知られている。一方でサイコパスには、私たちの多くが悩まされているうつや不安が明らかにない。この二つの事実は、単なる偶然の一致なのだろうか？

マーク・ウィリアムズにこの質問を投げかけたところ、彼は偶然の一致とは思っていないようだった。ただし、サイコパスとマインドフルネスの脳の状態には違いがあり、それは、私たちが経験している現在を〝どう扱う〟かにあるのではないかと彼は示唆している。マインドフルネスでは、現在を〝味わう〟ように指導するのだが、サイコパスは〝貪り食う〟傾向が強いというのだ。

現在よ、ありがとう

恐怖とは、おそらくたいていの場合、もともと感じる必要はないものだ。つまり、心配事の九十九％は実際には起きない。問題は、今後起こるかもしれないこと、失敗するかもしれないことを心配しすぎて、現在を見失うことだ。現在はすべてが完璧にうまくいっているという事実を完全に見落としているからだ。

たしかにマインドフルネスによって、ストレス・レベルの低下、免疫機能の上昇、血圧の低下、自尊心の高まり、問題や否定的なフィードバックに対する〝おおらかな〟態度――こうしたすべてがもたらされる。どの特性も、（これまでの章で見てきたように）間違いなく生産性を高めることに貢献する。しかし、この〝いまを生きる〟という考え方は、成功と直接的な関係があるのだろうか？　あるいは、短期的に自分の望むものを手に入れるための役に立つのだろうか？

最近の二つの研究は、おそらくそうであることを示唆している。そしてそれは短期的な目標だけではなく、長期的な目標についても同様だ。

その二つの研究とは、誘惑のメカニズムを調査したものだ。もう少し具体的に言うと、私たちが誘惑にどう対応しているかだ。つまり、私たちが目標に向かって努力したり、決心をしようとしているときに、私たちがどのように集中し、避けることのできない〝気をそらそうとするもの〟に対処しているか、を調べたのである。オスカー・ワイルドはモードリン・カレッジの草地に寝そべりながら、誘惑に抗う最高の方法はそれに屈することだと、もの思いにふけっていたかもしれない。果たして、科学はこれよりもよい答えを見つけられるだろうか？

一つ目の研究は、健康的な食事に関わるものだ。学生を二つのグループに分けて、まともな食生活が送れるよう、それぞれに異なるまじないの言葉を与えた。

一方のグループは、何か食べてはいけないものに向き合うたびに、次の言葉を唱えるよう指示された。〝私は○○を食べられない〟。これは現在を敵と見なして〝悪い〟光をあてる、自己を制限するネガティヴな言葉だ。

もう一方のグループには、ちょっとだけ違う言葉が伝授された。〝私は○○を食べない〟。これは現在を仲間と見なして〝よい〟光をあてる、自己を肯定するポジティヴな言葉だ。

これらの言葉を伝授した学生たちには、間違わないよう研究室で復唱してもらった。そしてこのあと、彼らには特に研究とは関係のないアンケート用紙を渡し、記入後に各自解散とした。

しかし実はここからが本番だ。

アンケート用紙を提出して研究室を去った生徒に、自分でご褒美を選んでもらったのだ。

そう、皆さんももうおわかりだろう。

ご褒美は脂肪分たっぷりのチョコレート・バー。

もしくは、おいしくて健康的なグラノーラ・バーだ。

実験はもう終わったと思った？　ここからが始まりなのだ！　結果は以下のようになった。

〝私は○○を食べられない〟という言葉を伝授された生徒は、六十一％がチョコレート・バーを選んだ。

これとは対照的に〝私は○○を食べない〟と繰り返しつぶやいた生徒は、三十六％しかチョコを選ばなかった。

ちょっと言葉を変えただけで、大きな違いが生まれたのだ。しかもこれだけではない。一回限りの選択で〝食べない〟が〝食べられない〟を負かしたのなら、長期的なことでも違いがでるのではないかと研究者は考えた。現在と敵対して、看守のようにその自由を奪うのではなく、現在を受け入れて、その魔法の力を利用することは、長期的にも効果があるのではないかと考えたのだ。

このことを調査するために、研究者は同様の実験を計画した。しかし今度の対象は学生ではなく、特別に企画された〝健康セミナー〟に申し込んだ、働く女性三十人だった。女性たちはまず、自分にとって重要な健康上の長期目標を考えるように指示され、次に一組十人の三グループに分けられた。

基本的な方針は、前回と同じである。

グループ一は、目標をあきらめたくなったときに、こう自分に言い聞かせるよう指示された。
〝今日は運動を休めない〟
グループ二は、あきらめる誘惑にかられたときには、こう自分に言い聞かせるよう指示された。
〝今日は運動を休まない〟
グループ三は、特に具体的な方法はなく、自分に対してただ〝ダメ〟と言うよう指示された。

その後の十日間、彼女たちには定期的にメールが送られた。これには誘惑を抑える方法を確認させ、効果があったとき、なかったときなどの事例報告を求める記載があった。

そして十日後に、研究者たちは各グループで何人の女性が〝誘惑に耐えた〟か、十日間ずっと目標達成に向かって努力したのは何人だったかを調べた。

結果は学生のときと比べて、より顕著なものとなった。

グループ一――〝**私はできない**〟グループ――耐えたのは十人中、一人
グループ二――〝**私はしない**〟グループ――耐えたのは十人中、八人
グループ三――〝**ただダメと言う**〟グループ――耐えたのは十人中、三人

結論はかなり明白といえるだろう。

単に耐えるだけでなく〝私はしない〟と言うことで、自分が、いま、ここで、をはっきり特定する

ことは、私たちのよい決断をしようとする決意を強くするだけではない。よい決断をしようとする決意の自発性をさらに強めるのだ。

初心にかえって、新たな発見をする

「いまを生きることの重要性に異を唱える人はいないが、問題はこれをどうやって実行するかだ」

ハーバード大学の心理学教授、エレン・ランガーの言葉だ。

「いまを生きていないとき、その人の心はいまに向いていないので、いまを生きていないことに気づかない」

彼女は正しい。だが、もちろん兵士のように、戦場で多くの死と真正面から向き合っている場合には、話は別だ。サミュエル・ジョンソン（第七章一八七頁参照）もこう言っている。首つり刑にされるという思いほど、人間の心を集中させるものはない。

では普通に日常生活を送っている私たちは、どうすればいいのか？

突然、暴力的な最期を迎える可能性の低い私たちは、どうしたらあれこれ考えて気を散らさずに済むのだろうか。どうしたら、散漫な思考にコントロールされるのではなく、自分で思考をコントロールすることができるのだろうか？

どうしたら未来への不安に悩まされることも、過去の罪悪感と悲しみに心を曇らせることもなく、耳をつんざくように脳を駆け巡る物語の滝を脱出して、延々と続く不安や後悔の急流を抜け出て、いまこの場所という、穏やかで静かな水辺にいることができるのだろうか？

おそらくは予想どおり、これは簡単なことではない。このことに第五章で説明したように単に取り組むのではなく全力で取り組むためには、強い意志を持って、何度も練習を重ねる必要がある。しかしその利益は莫大だ。

特殊部隊の最小ユニットのように厳しい訓練を受けて即座に反応できる思考で、冷酷なほど合理化された意図を持って目の前のやるべきことに集中する能力は、かつてないペースで急激に高速化し、複雑化する世界では、最高の武器になる。

それを決して忘れず——というより、そんなことはいちいち考えずに——前に進むための秘訣をいくつかお教えしよう。**よいサイコパス**の上級レベルにまでは到達できないかもしれないが。

でも……そこまで高いレベルを望む人はそうはいないだろう。

人生では先のことなどわからないのだから、未来への悩みなど茂みのなかに放り投げてしまえばよいのだ。

それではここで、皆さんにちょっとしたクイズをやってもらおう。

ジャックはアンを見ている。
しかしアンはジョージを見ている。
ジャックは結婚している。

でもジョージは結婚していない。

ここでクイズだ。結婚している一人は、結婚していない一人を見ているか？

一．イエス
二．ノー
三．**どちらともいえない。**

もしあなたが、世のなかの八十％に含まれるのなら、三を選ぶだろう。そしてこれは不正解だ！

もしあなたがサイコパスなら、一を選ぶだろう。そして正解だ。

それでは解説しよう。

ここで結婚しているかどうかがわからないのは、アンだけだ。だからまず、アンが結婚していると仮定して考えてみよう。もしアンが結婚していたら、アンがジョージを見ていることはわかっているので、結婚している一人が結婚していない一人を見ていることになる。しかし同じことは、アンが結婚していない場合にも当てはまる。なぜならこの場合は、結婚しているジャックがアンを見ているからだ。つまり……答えは一になるわけだ。

このクイズが非常に優れている理由は、とても単純だ（ところで、あなたが正解していた場合には、お見事！）。その理由とは、ちょっと考えただけでは答えを導き出すのに十分な情報がないように見える点だ。情報をじっくり吟味して、その一つ一つを最小限の単位に分解して検討しなければ答えは出せない。そして私たちは、自動操縦のようなおざなりな物の見方では、とてもこの答えを得られないことに気づく。そんなやり方では、目の前にある明らかな事実——今回の場合には誰が誰を見ているか——を見逃してしまうのだ。

もちろん日常生活では特に自覚をしていないだけで、私たちはこのような物の見方をごく頻繁にやっている。長い進化を経て、ますます高速化と複雑化が進む情報社会に対応する必要性から、入ってくる情報をよく考えることなくすぐに自動操縦で処理することが常態化してしまっているからだ。その結果、皮肉にも私たちは現状を正確に理解できなくなっている。

そして前述の単純なクイズにひっかかるまで、私たちはそのことに気づいてさえいないのだ！

しかしそれは日常生活での話だ。言うまでもなく、職場ではとらえ方が違ってくる。多くの職業では、たとえば外科医が手術を成功させるためには、自動制御装置ではなく自分の感覚や能力に頼っている。手術室で何か大きな失敗をしたら、だいたいはそれで終わりだ。一瞬で真っ暗闇だ。

ここである脳神経外科医の話を聞こう。彼はアンディのような**よいサイコパス**だ。手術室に入るときの心構えを聞くと、彼はこう話してくれた。

そうですね、難しい開頭手術の前に手を洗っているとき、たしかにゾクッとする感じが体を走るような気がします。強いて言えば、陶酔する感じに似ているでしょう。ただ、感覚は鈍くなるんじゃなくて鋭くなります。意識がぼんやりとした支離滅裂な状態じゃなく、より明確でクリアになります……〝超正気〟とでも言ったらいいのかもしれません。悪い感じはしないです。どちらかというと、

スピリチュアルな感じでしょうか……。

今度はアンディの番だ。こちらはちょっと違った〝開頭〟の話だ。

「私の場合はすべてがシャープに集中していく感じで、周囲の動きがスローモーションのようにゆっくりになる。脈はそれほど速くならないと思う。何かあると速くなるヤツもいるが、私は違う。自分を殺そうとしている相手が、わざとゆっくり動いてるような感覚だ。だから私はどんな事態が起きているのか、その全体像を明確に把握できる。私がホルスターから銃をおろして構え、相手の頭に狙いを定めて撃てるように、相手がわざと時間を作ってくれている気がするんだ。おかげで私は、目の前に広がる混乱の真っただなかに突っ込んでいかなくて済む。いつもじゃないが、たいていはこんなふうに、簡単にことが運ぶんだ」

危険な状況に立たされると、人間は自らが操縦席に座ってすべての主導権を握るのだ。

さて、アンディと脳神経外科医が説明した精神状態は、禅の高僧やサイコパスだけに可能なものではない。私たちすべてが持ち得る精神状態だ。しかも驚くほど簡単に……ある非常にシンプルな作業を自分に課すだけでよい。それは、あなたがどんな状況にあっても、ただ〝新たな発見をしようとする〟ことだ。

一流の武道家は、これを初心にかえる、と言う。何事も〝初めてやるときの心構え〟でやれ、ということだ。

「初心者の心には多くの可能性があるが、熟練者の心にはそれがわずかしかない」これは鈴木《すずき》俊隆《しゅんりゅう》

（アメリカに禅を広めたことで有名な曹洞宗の僧侶）の言葉だ。

そしてこれは、武道だけに当てはまる言葉ではない。すべてのことに当てはまる。

新たな発見をしようとすることは、あなたをいま、ここに、強く結びつける。なぜなら私たちが何かを知って、それに立ち止まって注意を払い、それについて考え始めるのはたった一度きりだと、私たちは思い込んでいるからだ。

私たちは契約書をよく理解しないまま、サラッと読んで済ませてしまう。もう何千回もやっていることだからだ。

私たちは同じサプライヤーを使い続ける。新しいサプライヤーを使う危険を冒すよりは、〝いつものそこそこの出来〟のほうが安全だからだ。

私たちはあの交差点をわざわざ見たりはしない。何も来やしないからだ！

しかし思い込みをリセットするボタンを押すことによって、人生はずっといい方向に面白くなる。

「まずは次の間違い探しから！」。アンディのご意見だ。

どこが間違いでしょう？

答えは二七九ページに。

自分の脳内世界と外の世界を混同しない

考えろ——ではなく、考えるな！

と、いきなり言われても何のことだとお思いだろう。それでは説明しよう。仮に、あなたが不安な状態にあるとする。たとえば、大勢の前でスピーチをするために立ち上がる瞬間だと想像しよう。またはバンジージャンプをやるところだと。このようなとき、そのことについて考えれば、うまくいくのだろうか？

たいていの人は、いかないと答えるだろう。そして実際、結果は悪くなるだけなのだ。ここで私の同業者、ハートフォードシャー大学の認知心理学教授、ピーター・ロヴァットを紹介しよう。彼は、人々の感情的、心理的、そして人間関係上の問題を解決するためにダンスを取り入れている。

そのため彼はこう呼ばれている……ダンス博士！

彼はクリスマスパーティーで、私をフロアに引っ張り出して言った。

「誰だって踊れるんだ。問題は、ほとんどの人が踊れないとただ思い込んでいることだけだ。自分が何をやってるかなんて忘れろ。他の人がやっていることも忘れるんだ。ただ体を動かせばいい。ただ音楽に身をまかせて、パーティーに参加していることを楽しめばいい。自分の思い込みを捨てて、ダンスフロアに一歩踏み出せばいいんだ」

私は踏み出した——踊りは下手なままだったが。

それでも私はピーターの言っている〝場所〟にたどり着くことができた。

自分の心を無にして、この瞬間に経験していることに集中するのだ。周囲のおしゃべりも、あなたの頭のなかで常にグルグル回っている〝ニュース速報〟――自尊心への疑念、愚かに見えるかもしれないという恐怖心、他人との比較や自己評価の更新、またはいま味わっている純粋な体験を汚そうと侵入してくるその他の不快な考え――を決して介入させてはならない。そうすれば、突如としてすべてはさらに〝クリーン〟になり、恐怖が薄らぐ。

学生のとき、私のチューター（イギリスの大学で学生の個人指導にあたる教員。＊ブリタニカ国際大百科事典 小項目事典）は、教え方に何かと新しい方法を取り入れようとする独創性のある人だった。こんなエピソードがある。

ある朝、私たち生徒がパラノイア（偏執症、妄想症）に関するゼミで彼の研究室に入っていくと、彼は一人一人に封筒を一通ずつ渡してこう告げた。

「席につかなくていい。この封筒は私が準備したんだが、なかにそれぞれ違う妄想が書かれた紙が入っている。今日はもう帰っていいから、封筒を開けたら今日一日、その内容が真実だという証拠を積極的に集めてほしい！」

私たちはお互いの顔を見合わせると、封筒を握りしめ、それぞれ研究室をあとにした。

「やった！」私たち全員がこう思った。「午前中は遊べるぞ！」

私はキャンパスのカフェに入って封筒を開けた。なかには一枚のA四用紙が入っていた。広げると、次の一文が書いてあった。

〝みんなが君の靴を笑っている〞

私は周囲を見回した。

誰にもそんな様子はない。

しかし待てよ、と思った。これはそんなことを意図してるんじゃないんじゃないか？　封筒の指示はそうだと信じて、それを証明する証拠を見つけることのはずだ。

私は一杯のコーヒーを買って、再び腰を下ろした。

隣のテーブルでは、女性グループがおしゃべりをしていた。一人が何かおかしなことを言って、みんなを笑わせた。しかし、私の一番近くにいた女性は、笑う直前にテーブルから目をそらして、私の靴を見ていた。

偶然だろうか？

次は体育館の公衆電話にいた男性だ。彼は振り向くと、待っている私を上から下までじろじろと眺めた……そして笑い出した。

今度はバスに乗っていた男が、〝うっかり〞私の足を踏んづけたのを〝謝りながら〞笑った。

おわかりいただけるだろうか。その日が終わる頃には、私はすっかり自分の靴が笑われてると信じ始めていたのだ。心の底では、これがただの課題で、そのことを証明する紙切れまで持っていると〝わかっていた〞というのにだ！

誤った結論、正しくない仮定、間違った原因づけ（第八章を思い出していただきたい）のすべては、心が現在にないことによる産物だ。思考や感情が好き勝手に認識のアウタースペースにさまよい出てしまうのだ。すでに心の天空の彼方にある過去と、これからやってくる未来へとさまよい出てしまうのだ。

しかし〝初心〟を忘れずに現在にとどまっていれば、思考プロセスが少しずつ〝固定〟されていくのがわかってくるはずだ。

誰も私の靴のことなんて笑っていなかったのだ。

小さくてもたくさんの〝成功のレンガ〟を積み上げる

さて、百万ポンド稼ぐにはどうするか？

これは簡単だ。

まず十ポンド稼ぐ。次は二十。そして五十……。

オーケー、皆さんの気持ちはわかる。こんなちょっとずつじゃ、先が長すぎて現実逃避をしているようだと言いたいのだろう。

でも、そんなにすぐ結論に飛びついてはいけない！

研究では、このように考える人――長期的に明確な目標を持ち、これを具体的で達成可能な小さな複数の目標に分解して、その一つ一つを目指して努力をする人――は、ただ〝大きな目標を掲げる〟だけの人よりも、自分の求めるものを得る可能性がずっと高いことが示されているのだ。

もし行動開始時点のあなたの目標が抽象的すぎたり、あまりにも大きすぎる場合には、モチベーションを維持して集中するのはかなり難しい。しかし、〝選手権大会で優勝〟のような最終目標を〝初戦突破〟や〝第二戦も勝利〟などと、いくつかの小さな成功に分割すると、より多くの重要なことができるようになるのだ。

これによって、次のことが可能になる。

- 一つ一つの証拠に基づいて、ポジティヴに前進できる。
- 自分のパフォーマンスについて具体的でタイムリーなフィードバックが得られる。
- 〝多くの小さな勝利〟を経験することで自信を高め、〝大きな勝利〟に向かってまい進できる。

朝、仕事に行く前に朝食の皿を洗うといったささいなことでも、その後の一日のパフォーマンスを維持して、〝ハイリターン〟をもたらすことが示されている。

このような一度に一歩ずつの考え方は、前述したマインドフルネスよりも〝実利的〟だと、あなたは思うかもしれない。

たとえば一般に職場では、問題が解決できたとか、上司や同僚から褒められるといった小さな報酬が、個人のモチベーションと仕事への満足感の両方に多大な影響を与えていることが研究で示されている。

企業において、短期的に目標を設定して何度も〝ささやかな成功〟を味わえる戦略と、長期的に一度だけ評価する〝ビッグバン〟戦略を科学的に検討すると、生産性の面で優れているのは前者である。これはアプリケーション・デザイナーやゲーム・プロデューサーの間ではかなり以前から知られていたことだ。

何百万もの人々が、細かくレベル設定された「グランド・セフト・オート（世界的に流行したコンピューターゲーム）」のようなゲームに夢中になり……仕事にはほとんど夢中にならなかったのは、ただの偶然だと皆さんはお考えになるだろうか？

簡単にやり遂げられる目標、任務、挑戦、敵の攻略を成功させることによって、一つ一つは小さくてもたくさんの〝成功のレンガ〟が脳の報酬センターに積み上げられていく。これはまるでドラッグのように私たちの気分をよくしてくれる。

そして私たちのすべてにとって、もっといいニュースがある。

次の事項を実行することによって、仕事に取り組む意欲、モチベーション、生産性のレベルを高めることができるのだ。

●一日を最小限の要素や作業に分割する。
●毎日の〝やること〟リストをつける。
●日記に〝ささやかな勝利〟を記録する（ゲームのなかであなたが到達した場所が自動的に〝保存〟されるように）。

一度に一歩ずつを実現するもう一つの方法は、〝ながら作業〟をしないことだ！

ながら作業は、現在に集中することの対極に位置する。さまざまなパネルの上で無数の小さなスポットライトが点灯し、脳はそのパネル間をせわしなく行ったり来たりすることを余儀なくされるだけではない。ながら作業では実際にパフォーマンスが下がり、ミスが最大四倍になることが研究で示されている！

ながら作業が効率的だという考えは、幻想の上に成り立っている。ながら作業をしていると何だか物事が片付いているような気がするのは、多くの作業がそれぞれほんの少しだけ進んでいて、ながら作業全体でごく小さな報酬のワクワク感が得られているからだ。

しかし、これがどんな結果を招くかおわかりだろうか……作業の一つで困難に遭遇すると、すぐさま放置して別の簡単な作業に移る。しかしそれが続くのも何らかの問題が発生するまでの間だけだ。最後には、それらすべてを何とか仕上げるために苦労しなければならない。そして心の集中は途切れ、明晰さや新鮮な物の見方を欠く散漫な精神状態になっていくのだ。

問題に正面から向き合うことで、不安の元凶を取り除く

『瞬間説得　その気にさせる究極の方法』の執筆中、私はパースにある西オーストラリア大学の友人を訪ねた。コリン・マクロードは臨床心理学の教授で、不安障害の専門家だ。そして長年の臨床経験から、まったく何でもないことに対して脳がどのように不安に陥り、取り乱した状態になってしまう

かを、彼は知りすぎるくらいに知っていた。

「多くの場合、私たちは悩みについて悩んでいる」コリンはこう説明した。「私たちは自分が悩んでいる物事と、自分が悩んでいることで生じる物事についての悩みを合体させてしまう！　やがてこの〝二次的な〟悩みが優位になって、物事が混乱し始める。二次的な悩みは徐々に問題の中心に――つまり一次的な悩みになる……」

私たちは誰もが、コリンの言わんとしていることをわかっていると思う。脳が不安や落ち込みなど、あらゆる不快な思いに直面したときの自然な反応は、見て見ぬふりをすることだ。

私たちは金銭的な問題を否定しようとする。

若さを取り戻そうとして〝ミッドライフ・クライシス（中年の危機）〟を経験する。

何かの〝反動〟で、やるべきではないことをやってしまう。

しかし同時に私たちは、自分自身に完全に正直であるならば、自分が負け戦に挑んでいることを誰もが知っている。脳の奥深くにある、小さな逃避の隠れ家では、恐れと悲しみがいつまでも私たちを待っている。私たちの心が彼らの存在を〝受け入れる〟のを待っているのだ。

しかし実際に私たちがやっていることといえば、コリンが説明した二次的な感情、つまり感情についての感情から少しでも遠ざかろうと、巷に存在するありとあらゆる方法を駆使して、心のほの暗いパブに逃げ込み、逆にその感情にとらわれてしまっているのだ。

オリジナルの一次的な感情は、間近に迫った締め切りのストレスかもしれない。

派生した二次的な感情は、〝ストレスを感じていることのストレス〟だ。

皮肉なのは、そもそもそんな状態になる必要などないことである。そしてもし私たちが——家賃をきちんと全額支払って、そこにいる権利を持つ借家人として——〝どこかにさまよい出る〟のではなく、いま現在に〝とどまる〟ことができれば、物事ははるかにずっと簡単になる。このためには、いまの感情を消そうとせず、そのまま受け止め、その感情が過ぎ去ったあとには心を整理し、その感情に対してきっちり反省をすればいいのだ。

これにピッタリの例として、コリンは患者のタニアを紹介してくれた。彼女は持っていた車を手放そうと思い詰めるほど、シートベルト恐怖症がひどく悪化していた。

「皮肉なことに、私たちがタニアにやろうとしているのは、彼女の不安をシートベルトに集中させることだ。なぜならそうすることで彼女が気づかないうちに、彼女の心から不安の元凶——悩みについての悩み——を取り除いて、それを〝幽霊〟の不安に移すことができるからだ。この〝幽霊〟の不安とは、その時点では感じることができなくなってしまっているオリジナルの不安だ。これは基本的に、集中をそらすための陽動作戦だ。タニアが意識しないまま〝集中をそらす〟ことになるのは、実際の恐怖症そのものからではない。恐怖症が始まったときに派生した二次的な不安からなんだ」

コリンが教えてくれたこの技術を専門用語で言うと、**逆説的志向**ということになる。現在のこの瞬間に、患者の注意をその問題に明確に集中させることによって、その問題を根絶する方法だ。

実際に目の前で見せられて、私はこれがどれだけすごい療法かを理解した。

タニアが到着すると、コリンは説明を始めた。

「最初に私があなたの症状をよく観察して、理解する必要があります。それはかまいませんか？」

「ええ」。タニアは答えた。

「よし。では段階的に進めましょう。まず駐車場に向かっているいま、この瞬間のあなたの気持ちを話してもらえますか。自分の不安な気持ちに強く集中して、それがどんな感じかを私に説明してください」

タニアはしばらく押し黙って心のなかをくまなく探し回り、自分がどう感じているかを言葉にしようとした。

数秒経って彼女は口を開いた。「いまは大丈夫なようです」

「問題なし」。コリンは言った。「それはよかった。もう少しあとに、また聞きますからね」

私たちは駐車場を横切って彼女の車まで歩いていたが、コリンは同じことをもう一度繰り返した。再びタニアに、不安な気持ちに集中して、どんなふうに感じているかを話してくださいと促したのだ。

今度もタニアはうまく言葉にできなかった。しかし不思議なことに、彼女に問題はおきていなかった。

驚いたことに、この数秒後にコリンが同じ質問をしても、彼女は何も口にしないまま、車に乗り込んだ。

そしてもう一度同じ質問を繰り返すと、さらに驚いたことに、彼女はシートベルトを締めたのだ！

私たちを車に乗せて駐車場をグルグル回っているときも、彼女が不安を感じている様子はなかった。

その後、高速道路に入っても、何の問題も起きなかった。

奇跡だろうか？

いいや、これは独創的なマインド・ウィスパリング（神経科学、マインドフルネス、認知療法、仏教の教えを合わせて、自己破滅的な心の習慣を断ち切る技術の一つ）だ！

タニアは治療を受けるまで――自分でも気づくことなく――悩むことについて悩んでいた。彼女の恐れからは二次的な恐れが密かに派生し、派生した恐れ自体が大きくなり始めていた。

しかし彼女が現在に意識を集中すると、つまり自分の不安をじっくり味わうようになると、二次的な恐れはすぐに消えてなくなった。

数年前、監視が最も厳しい刑務所で**悪いサイコパス**と話をしたときのことだ。彼は、海で頭から波をかぶるような場所にいるとき、選択肢は二つあると言った。一つは引き返して海から上がること。しかし、これでは楽しめない。そしてもう一つはさらに沖へと進み、波にのまれるのではなく、揺られながら浮くことだ。

彼の言葉には多くの含蓄がある。

間違いに気づきましたか？

間違い⬇〝で〟が二つある。

あなたのどのくらい“いまを生きている”か？診断テスト

➡判定は315ページ

以下の内容について、あなたにとって最も当てはまる回答を以下から選べ。すべてのポイントを合計し、315ページの表であなたのスコアを確認しよう。

0＝絶対にそう思わない／1＝そう思わない／2＝そう思う／3＝絶対にそう思う

質問	0	1	2	3
❶厳しい状況に追い込まれたとき、すぐに反応せずに一呼吸おくことができる。	○	○	○	○
❷大きな目標やプロジェクトを目の前の小さな目標に分割して考えるのが得意だ。	○	○	○	○
❸悩みを一時的に、少しあとまで考えないでおくことが簡単にできる。	○	○	○	○
❹ある欲望を、そのことに集中することで追い払うことができる。	○	○	○	○
❺先走りすることなく、一度に一つのことに集中するのが得意だ。	○	○	○	○
❻余裕があればペースを緩め、自分がやっていることのあらゆる面をゆっくりと味わう。	○	○	○	○
❼定期的に休憩時間を取り、リラックスして心をクリアにする。	○	○	○	○
❽一分間、呼吸だけに集中し、何も考えないでいることが簡単にできる。	○	○	○	○
❾挫折してもうまく立ち直れる。	○	○	○	○
❿何かをやっているときに、簡単に気をそらされることはない。	○	○	○	○
⓫自分の感じ方や考え方について自分を責めることはめったにない。	○	○	○	○

第十章　心のスイッチをオフにして動く――考えるのはそのあとでいい

感情のうえの好悪というものは、明快なる推理とは相容れない。
――シャーロック・ホームズ、『四つの署名』
（コナン・ドイル著、延原謙訳、新潮社）

リスク評価が必要なジレンマにどう対処するべきか

インドに行くことは、感覚に衝撃を受けることだと人は言う。しかし、それは間違いだ。衝撃を受けるのは魂だ。

感覚はその巻き添えでダメージを受けるだけだ。

本書では何度も、脳の非常に重要な二つの部分の起源とその機能について触れてきた。一つは扁桃体。太古からの感情の司令塔で、先史時代の生存価（人の生存や繁殖における価値）に基づいて世界を〝よい〟か〝悪い〟かで判断する、脳の〝感情省〟だ。もう一つは前頭前皮質。こちらは比較的新しく、論理に基づいてメトロセクシュアル（metropolitan（都市住民）とheterosexual（異性愛者）を組み合わせた造語。美意識を持ち、外見やライフスタイルにこだわる都会に住むおしゃれな男性。ゲイではない）な判断を下す、駆け引きのうまい脳の〝論理的思考省〟だ。

これまで見てきたように、進化の過程での自然選択によって、この二つの省間には新たな電話回線が敷かれ始めている。通信チャネルが開いたのだ。

長い年月をかけてゆっくりと言語、意識、社会といった政党が出現し始めると、感情省は論理的思考省にお伺いを立てるようになり、私たちの脳では政治的に著しい変化が起き始めた。脳の問題解決と意思決定の戦略は、明らかに〝独裁的〟な色合いが薄れ、より〝民主的〟になってきたのだ。

昔は多くの事態が、単に戦えば済む状況だった。もし戦いについて考えてしまったら、考えることもできない状況に陥る――つまり死んでしまうこともあったからだ。しかし時を経て、脳のなかでは優先順位が変化した。何百万年も脳が脳自身を支配してきた結果、突如として早い者勝ちの優先権は嗜好による優先権と共存することを余儀なくされたのだ。

扁桃体の単純な〝よいと悪い〟の判断基準と、前頭前皮質のさらに繊細な〝よりよいとより悪い〟の判断基準が連立を組んだのである。

感情というのは素晴らしいものだ。これによって私たちは生きている。恋に落ち、生涯の友情を育み、偉大な芸術作品を鑑賞することができる。

しかし感情のせいで不快な思いをすることもある。

特に怒りは大きな痛みをもたらす。

金融業界には、シャープ・レシオなるものがある。これを簡単に説明すると、ある投資の最終的な利益が、その投資に付随するリスクに見合うものであるかどうかを判断するための指標で、この数値が高いほど、リスクを負ったことで得られる超過の報酬が大きいことを意味する。

まず私たちの日常生活で、このようなリスク評価が必要なジレンマがあるかどうか、考えてみてほしい！

これはもちろん存在する。利益は大きいがリスクも高い場合だ。そして、よいサイコパスはこのような賭けに出るだけの度胸がある。

逆に小さな利益でリスクが高い場合は、まったく話が異なる。ここで必要とされるのは度胸ではない。度胸とはまったく違うもの、無謀さである。

そんな状況で賭けに出るのは、**悪いサイコパス**の行動だ。

彼らの「恐怖心の欠如」のダイヤルは、常に最大に固定されている。これは選択肢の賢い検討に必要な、認識の柔軟性を彼らが欠いていることを意味する。悪いサイコパスには、テニスでいえば危険を冒してバックハンドでライン沿いを狙うべきときと、安全にプレーすべきときとの違いがわからない。その結果、私たちも知っているように、彼らはいつもバックハンドでライン沿いを狙う。そしてほとんどの場合で、打ったボールはアウトになってしまうのだ。

もちろん、狙うべきときに危険を冒さないせいで、同様に自滅的な結果を招くことがある。これは一般人の私たちがやりがちなことだ。

ここぞというときに完璧な決勝点を決めるために、適切な状況では意思決定において感情をオフにできるという**よいサイコパス**の能力は、多くの人が望んではいるが、なかなか手にすることのできない特性だ。

ここでもカギとなるのは状況である。

シャープ・レシオといえば、数年前にお金に関する決定方法について調査したあるアメリカの研究結果が、決定に及ぼす感情の影響を見事に示している。この研究は、あるギャンブルの二十ラウンドで構成されていた。被験者は最初に二十ドルを渡され、新しいラウンドが始まる度に、コインを投げて表か裏かに一ドル賭けるかどうかを尋ねられる。

はずれた場合の損失は賭けた一ドルのみ、当たれば財布は二・五ドル分も膨らむ。

この場合、特に頭を使わなくても勝利の公式は簡単に導き出せる。

シャープ・レシオ

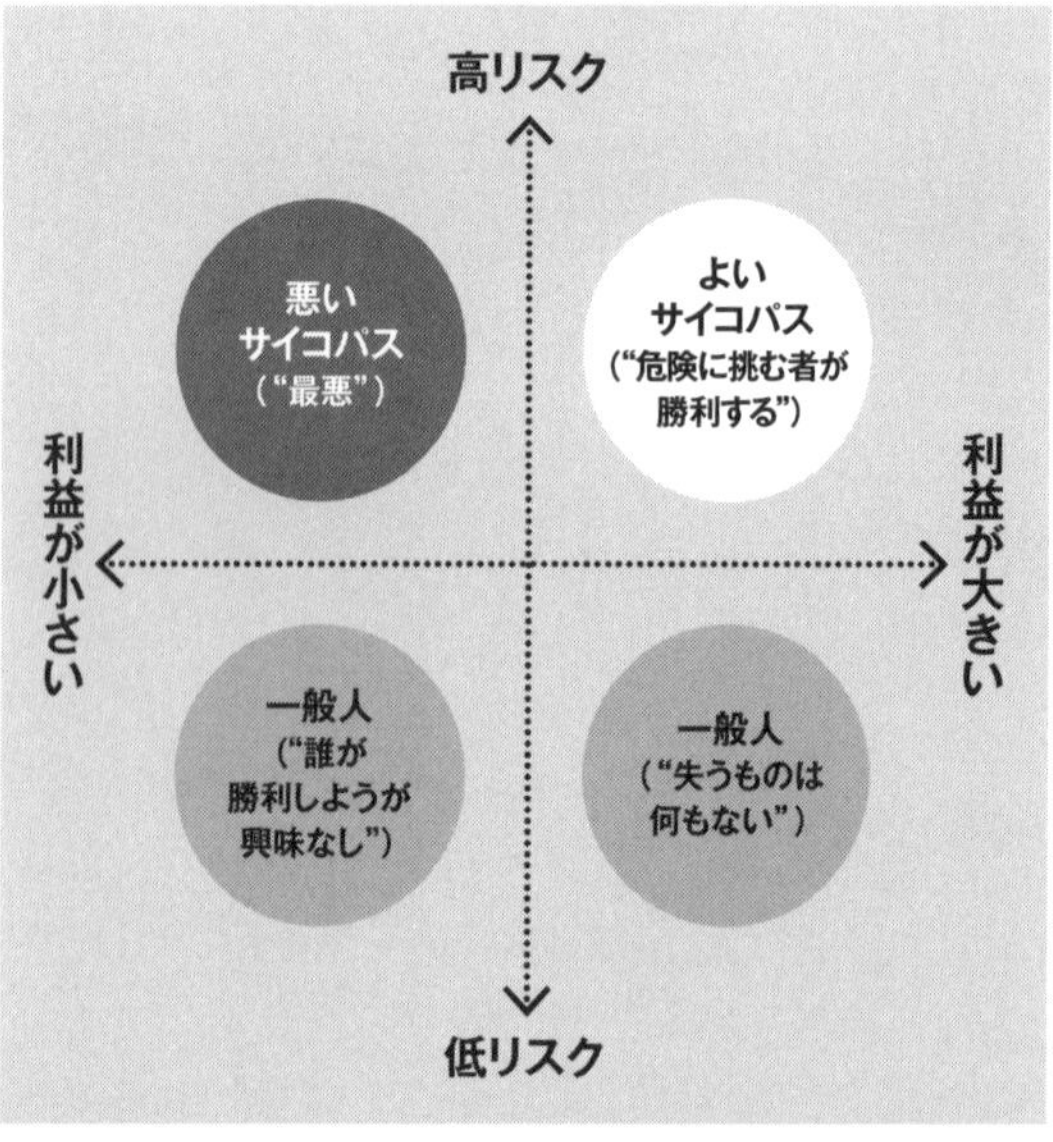

論理的に考えると、この研究の著者の一人が指摘するように、すべてのラウンドで賭けたほうが得である。しかし論理的というのは、かつて誰かがいみじくも言ったように、あくまで論理学者から見て、ということなのだ。

この実験前に、被験者は二つのグループに分けられた。一方は脳の感情の領域に損傷があるグループ、もう一方は他の部分に損傷があるグループだ。

ここで神経経済学（経済活動における意思決定の仕組みを脳科学を活用して解析・研究する、神経学と経済学が融合した学際的な学問）の理論が示唆するように、不必要なリスク回避の原因が過剰な感情であるならば、このゲームの力学に従えば、〝正しい〟種類――感情の領域――の損傷を負っている（第一グループの）被験者が大儲けをするはずだ。彼らは〝間違った〟種類――感情とは関係のない種類――の損傷を負った（第二グループの）被験者よりもいい成績を収めるはずだ。

何という驚きだろう。研究はまさにそのような結果に落ち着いた。ゲームが進むにつれて第二グループの〝ノーマル〟な被験者は、それまでの利益を守ろうとしてコイントスの賭けをやる回数が減ったのだ。

しかし脳の感情領域に問題がある第一グループの被験者――つまり一般の私たちの脳に常駐している感情警察からの巡回警官がいない被験者――は、賭けを続ける。そして慎重な倹約家の被験者よりも、はるかにいい成績を残すのだ。

この研究論文の著者の一人はこう主張している。「これはおそらく脳の感情領域に損傷のある人のほうが通常の人よりもお金に関してはよい決定を下すという結果を、初めて証明した研究だ」

そして彼の同僚は、この結果をさらに一歩前進させ、次のように述べている。

「研究では、感情が役に立つ、または害になる状況を明確に定義する必要がある。そうすれば人間の行動指針となり得るからだ……株式仲買人として最も成功するのは、おそらく〝機能的サイコパス〟――自分の感情をコントロールすることが得意であるか、もしくは他者ほど強い感情を持っていない個人――だと言っていいだろう」

また別の著者はこう付け加えている。「多くのCEO、そして一流弁護士の多くは、この特性を持っていると考えられる」

証券マンと将軍、優れていたのはどっち？　銭闘と戦闘は同じである

アメリカで数年前に金融機関と軍の意思決定を比較した実験が行われた。

アメリカの海兵隊はイギリス陸軍の二倍の規模だ。イギリスの陸軍、海軍、RAF（空軍）を併せたよりも大きいが、指揮する将軍の数はずっと少ない。つまり海兵隊の将軍はより賢くなくてはいけないし、責任も重い。重大事には、叱り飛ばす兵士の数もそれだけ多いということだ。

一九九〇年代の末頃に、ドライ・クリーニングのコスト削減のためにさらに人員削減をすべく海兵隊司令部の面々はウォール街に出向き、意思決定について証券マンから何かを学ぼうと考えた。これによって突然、一部の頭のいい人間は気づき始めた。金融街と戦場には思ったよりも共通点が多いということに。まず証券マンは混乱、ウワサ、矛盾する情報のなかで、物事が完全にひっくり返るリス

クに常にさらされながら働いている。これは部隊を指揮する将軍が戦場で経験している状況とまったく同じだ。

それから戦闘計画の点でも似ている。証券マンは常に、一日の取引について行動計画を立てる。彼らは勝利を目指し——当然だ——そしてそのプロセスで大金を儲けることを計画する。

しかし、証券マンの問題は、他のすべての証券マンも同じように考えているということだ。そしてこれは、将軍が抱える問題でもある。将軍の相手にしているのが、イラクであれアフガニスタンであれ、または将軍の計画を阻止しようとしているその他のどんな連中であれ、やはり考えていることは将軍と同じだからだ。では葉巻をくわえたゴードン・ゲッコー（彼は実際には、証券マンに取引を依頼する大物投資家）のような男たちは、将軍たちに何かヒントを与えられたのか？　明らかになった答えはイエスだ！　将軍が何よりも知りたかったことは、証券マンがどうやって迅速に決断を下しているかだった。

証券マンのいるところには、二階建てバスくらい高さのあるデジタル・ディスプレイがあって、株価が流れるように表示されるコンピューター・スクリーンもある。さらに自分に向かってフロアのあちこちから叫び声が上がり、ハンドサインが送られる……こんな状況で彼らは一体どうやって、あちこちから押し寄せる大量のデータを頭に入れられるのだろうか。そしてさらにほんの数秒で、何億ドルも失うリスクのある取引の決定を下せるのだろうか？　この謎が解明できれば、自分もよい決定が下せるようになると将軍は考えたのだ——何しろ、それは彼らが戦闘を指揮しているときとまったく同じ状況だからだ。

皆さんも戦争映画で、危機管理室（シチュエーション・ルーム）を見たことがあるだろう。窓のない部屋で、大勢が複数のコンピューター画面を前のめりになって見つめている。画面には空爆の様子から海軍の位置など、あらゆる情報が表示されている。誰もがキーボードをたたき、無線で連絡したりしながら、戦場の男たちとコミュニケーションを取っている。その中心にいるのが将軍だ。大きな椅子に大きな体を預けている人物だ。周囲の騒乱に一切の注意を払うことなく、ただデータを吸収している。

これで証券マンと将軍が似ているのはおわかりいただけただろう。だが、両者が実際に競い合ったらどうなるか？　証券マンと将軍が張り合ったら？　同じ状況を両者に与えたら、うまく切り抜けるのはどちらだろう？

その答えを出すために、実験では二つの危機管理室を用意して、まったく同じ戦闘の情報を提供した。情報は軍のシミュレーション演習から送られ、戦場は選択した戦略に応じて――つまりそれぞれの危機管理室にいる人物の決定に従って――変化した。

片方の部屋には将軍たち、そしてもう一方の部屋には、そう、証券マンたちだ。ゲッコーは、相手の得意分野でアイゼンハワー（米国の将軍で政治家。第二次世界大戦でヨーロッパ連合軍司令長官を務めた後、第三十四代大統領に就任した）に勝てるのだろうか？　それとも戦闘地域での経験がものをいい、将軍に軍配が上がるのだろうか？

この結果には、誰もが驚いた！

どちらのグループも戦闘には勝利した。だが、はるかに多くの部隊を生き残らせ、軍艦や戦闘機を無事に帰還させたのは、将軍ではなくて証券マンだった。

あとで詳しく調べてみると、将軍と証券マンでは決定を下す方法にとても大きな違いがあった。将軍は〝戦って〟いたが、証券マンは戦っていなかったことが判明したのだ。

証券マンは物事を個人的な屈辱として受け取ることがまったくなく、ただ問題を解決していった。データを読み、数字を頭に入れ、不要な情報を捨てて、純粋にこれらだけに基づいて迅速かつ冷静に決定を下していた。決定の背後に感情はなかった。ただ冷徹で純然たる数学的処理をしていた。

一方で将軍もデータに基づくのは同じだ。ただ将軍は共感の色眼鏡を通して見ていた。感情が決定に影響を与えていたのである。実際に戦闘経験が豊富であるがゆえに、間違った采配が戦場で若い男女の命を左右するかもしれないことを、将軍は身を持って知っていた。そう、戦闘では必ず命が失われる。残念なことに、それが戦争だ。

戦場で戦っている男女と同じ軍人である将軍は、心の底ではいつも損害を最小限に抑えたいと思っている。将軍は常に、犠牲者の数を最小限にするよう最善を尽くした。それは尊敬と称賛に値する。しかし少々の問題も発生する。なぜならそのような決断を下すために、代案を考えようとわずかなためらいが生じたことによって、そして作戦遂行にあたって少しでも安全な方法をとったことによって、感情を排除して決定を下した場合よりも、結果的により多くの命、戦艦、戦闘機を犠牲にすることになったのだ。

これは、ラグビーと少し似ている。タックルをするときは全身全霊をかけてやらないと、ケガをする危険が高まる。でももし一〇〇%の全力で臨めば、無事に済む可能性が高くなる。

共感がよくないと言っているのではない。もちろん大事なものだ。でも共感には大きな欠点がある。その余裕がないときに感じてしまった場合には、共感のふんわりとした温かさが、命を救うのではなく、命を落とすことにつながりかねないのだ。

よいサイコパスであるアンディはこう主張する。

「感情がいつも〝オン〟になっていたら、共感を切り捨てることはできない。でもオンとオフを切り替えるスイッチがあれば、それがものすごく役に立つことがあるんだ」

心のスイッチをオフにして、動く——考えるのはそのあとでいい

アンディのこの意見はサイコパス研究において重要だ。それはもう何年も前から、サイコパスは共感しない、彼らの脳には共感が機能するために必要なオペレーティング・システムが存在しないと考えられていたからだ。

しかし最近のある研究が、そんな考え方を百八十度変えた。その研究成果は、サイコパスは共感できないのではなく、実際は意のままに共感のオンとオフを切り替えられる〝スイッチ〟を持っている……そして初期設定はたまたま〝オフ〟になっていることを示唆している。

実験の手順は、罪を犯した大勢のサイコパスに二人の人間の手が触れ合っている一連の映像を見せ、その脳をスキャンするというものだった。

二つの手がどんなふうに触れ合っているかは、次の四種類になる。

●一人目の手が、二人目の手をやさしくなでる。

●一人目の手が、二人目の手に痛みを与える。
●一人目の手が、二人目の手を〝拒否する〟。つまり払いのける。
●二人の手が、感情的に中立の関係で接触している。

この研究は二段階に分かれていた。

最初の段階では、サイコパスに何の指示も与えずにただ映像を見せ、脳の活動を記録した。

しかし第二段階では、とても興味深い結果が得られた。

今度もサイコパスは再び映像を見せられるのだが、二人目の立場に自分を置いて、その人が感じるであろうことを感じるようにと事前に具体的な指示が出されていた。つまり、二人目に共感しろと指示されていたわけだ。

この結果は驚くべきものだった。

第一段階では、サイコパスのスキャン結果は何の反応も示していなかった。二人目の手に痛みを与えている映像を見せたとき、非サイコパスの脳は反応していたが、サイコパスの脳は無関心のままだった。

ミラーニューロン系――他者の行動と感情を真似る、つまり鏡に映すために備わっている脳細胞のネットワーク――の活動に関して、サイコパスの結果は非サイコパスで観察されるレベルよりもかなり低かった。しかしサイコパスが他人の立場になるよう明確に指示を与えられていた第二段階のスキャンに関しては、結果はまったく異なっていた。このときには、サイコパスと非サイコパスのミラーニューロン系の活動レベルに大きな差は見られなかったのだ。

サイコパスでも自分で望みさえすれば共感できる。問題は、望むかどうかなのだ。

二年前に、アンディは私にハヤシ・ヨシジという名の自衛隊、特殊作戦群の軍曹を紹介してくれた。ハヤシは東日本大震災で、福島の原子力発電所の近隣から人々を避難させるため、ヘリコプターで最初に出動した一人だ。アンディと同様、そして私の知っている何人かの特殊部隊の兵士同様、彼にも〝特別な何か〟があった。

ある雰囲気。

自信。

彼の周囲に結界があるかのようなたたずまい。彼の脳はまるで神経のタックスヘイブン（租税回避地）であるかのように、日常的な感情の役割を奇妙にも免除されているような印象を受けた。

「私はただ、機械的に動いていただけです」ハヤシは私に言った。「誤解しないでほしいんですが、気遣いをまったくしないわけではありません。ときにはしましたが、気遣いをする余裕はないんです。だからそう訓練されています。もし〝彼らは大切な人たちだ。仲間だ。何ておそろしいことがおこったんだ……〟なんて考えていたら、あの任務はやり遂げられなかったでしょう。

もちろん、皆さん脅えていました。大声を出して、苦しんでいました。でも私たちは、ただそれに対処するだけです。そうする必要があるんです。心のスイッチをオフにして、あとは自動的に動くだけです。考えるのはあとです」

私はハヤシの言ったことを、その後、一流の脳神経外科医にインタビューしたときに思い出した。

その外科医はこう話していた。

私は自分が手術をしている患者を思いやるようなことはしません。私にそんな贅沢をする余裕はありません。手術室で私は、外科用メス、ドリル、ノコギリを持った冷酷で無情な機械に生まれ変わるのです

自分自身が解き放たれ、脳の一番冷静な部分を使って患者を死から奪い返すときに、感情は邪魔になります。感情はビジネスにとって大きな妨げとなる熱エネルギーです。私は長い時間をかけて、それを絶滅させることに成功したのです。

何とも身の凍るような話ではないだろうか？　これが特殊部隊の兵士による話なら予想どおりだが、人間の頭がい骨をノコギリで開き、脳をあちこち調べる外科医の話だと思う人は少ないだろう。でももう一度考えてほしい！

ロンドンのセント・ジョージズ病院の脳神経外科顧問ヘンリー・マーシュは、二〇一四年に『Do No Harm: Stories of Life, Death and Brain Surgery（無害：人生、死、脳手術の話）』という本を出版した。その一部を以下に掲載する。

脳神経外科医をやっていてつらい真実の一つは、非常に難しい症例にうまく対処するためには多くの練習を積む必要があり、そのためには多くの失敗をする、つまり多くの患者が犠牲になる必要があ

るということだ。

それでも前に進むためには、少しばかりサイコパスのようになるか、少なくともかなり図太い神経を持っていなくてはならないと思う。もし単なるいい医者だったら、おそらく難しい症例はあきらめて自然のままにまかせ、簡単な症例だけを扱っていくことになるだろう……。

これは脳神経外科医に特有の経験であると同時に、すべての脳神経外科医にとってよくある経験だ。他の外科医の場合、たいてい患者は死ぬか回復するかで、病棟に何カ月も入院し続けるようなことはない。

この件について脳神経外科医同士で深い話をすることはあまりなく、ただそういう症例を聞いたときにため息をついたり、うんうんとうなずくだけだろう。だが少なくとも、自分の気持ちをわかってくれる誰かがいると知ることはできる。仕方がないと割り切れる人もいるようだが、それは少数派だ。おそらくそうした人が脳神経外科の名医になるのだろう。

もしくは、少数派は共感のオンとオフを切り替えるスイッチがどこにあるかを知っているのかもしれない!


もし……だったら、私はどうするか?　と自問しよう

たしかに、あなたが原発事故で最初に現場に赴くヘリコプターに乗る可能性はほとんどない。敵陣深くでの作戦を司令室から指揮することもないだろう。それでも万が一、もしあなたがそういう状況に陥ったとしても、ここまで本書を読み進めているのならすでに自分の感情をコントロールする名人になっているのではないだろうか。

しかしもしあなたが高所恐怖症なら、モグラが穴を掘ってできた小さな盛り土でさえ山のように感じるかもしれない。それに誰だって、一生、平らな道だけを歩いて生きていくことはできないのだ。だから次回、あなたがちょっとつらいと思うような長い急斜面に出くわしたら、下を見ることなく前に進み続けるために、次のアドバイスを参考にしてほしい。

オーストラリアの億万長者、ケリー・パッカーは、一九七〇年代から九〇年代にかけてラスベガスのお得意様だった。メディア王だった彼がギャンブルで動かしたお金は、勝った金額も負けた金額も伝説的だ。そして彼が街にいる間、カジノのボスたちはいつも必死になって彼をもてなしていた。食事、女、スーツ、車――ありとあらゆるもの――がすべて無料で彼に差し出された。そしてパッカーの気まぐれな願いも、それがどんな小さなことであれ、すべてかなえられた。

しかしときに、これは当然のことだが、超スター級の扱いを受けるパッカーを面白く思わない客がひと悶着を起こすことがあった。その一つが、ストラトスフィア・カジノでの事件だ。テキサス出身の石油王が、パッカーがまたも大金を賭けて拍手喝采を受ける様子に怒りを爆発させ、パッカーに難癖をつけ始めた。

「なぜあなただけが特別扱いなんだ？」石油王はブツブツと文句を言った。「私だって銀行に百万ドルあるぞ」

パッカーはにっこり笑って言った。「それは素晴らしい。それじゃあ、お互い百万ドルをかけてコイントスをしましょう」

百万ドルは桁外れの大金だ。それだけ莫大な金額には、かなりの感情が込められている。だから人は、銀行の口座に貯めたお金には相当の愛着を持っているものなのだ！　つまり、石油王がなぜあただけが特別扱いなのだと聞いたときのパッカーの返答に、その理由ははっきりと示されていたのだ。それは、パッカーが百万ドルという大金をあれほど簡単に手放せたという事実ではない。実際、それは簡単な部分だ。答えは、パッカーが百万ドル分の感情をあれほど簡単に手放せたという事実なのだ。

こっちは大金を手放すよりも、もうちょっと難しい！

私は何も、一生かけて貯めたお金を捨てろとか、そういうことをアドバイスしているわけではない。私が勧めているのは、シンプルで強力でとても基本的なテクニックだ。もし次回、あなたがやるべき難しい何かに悩んで怖じ気づいていたら、こう自問してほしい。

●もしこんなふうに感じていなかったら、私はどうするだろうか？
●もし他人がどう思うかを気にしなかったら、私はどうするだろうか？
●もしいま悩んでいることがどうでもよければ、私はどうするだろうか？

そして、あなたがこの問いへの答えを出すことができたら……それをただ実行すればいい。とても簡単だ！ ロケット工学のように難しくない。ただ実行あるのみだ。

スヌーカーで六度の世界チャンピオンに輝いたスティーブ・デイヴィスは、偉大なプレーヤーになる秘訣を聞かれて、こう答えている。「ここぞという一突きを、どうでもいい一突きのようにプレーすることだ」

つまり前にも書いたが、何かを実際にやるのに、それをやりたいと思う必要はないということなのだ。

こんな面白い話がある。寓話と言ってもいいかもしれない。あるイスラム教徒の兵士が、異教徒と戦っていた。戦場で敵の兵士が彼の顔につばを吐いた。その兵士を殺そうとしていたイスラム教徒の兵士は、思いとどまってその男を自由にした。意外な行動にあ然とした男が理由を聞くと、イスラム教徒の兵士はこう答えた。

「おまえがつばを吐くまでは、アッラーの名においておまえを殺すつもりだった。でもつばを吐かれたあとにお前を殺したら、自分のエゴを守るためになる――それは罪になるからだ」

忘れてはいけないこと――〝すべては自分の頭のなかにある〟

「自分が感じてることは、事実じゃないだろ？ 私の言ってる意味がわかるかな……つまり事実のときもあれば、そうじゃないときもあるってことだ。人が何かを感じるってことは、脳のなかで種類の違う細胞があっちこっちの方向に移動しているようなものだ。実際には何も意味しない。もし音のない映画を見たとしても、映画自体は同じだろ？　音によって、起きたことが変わるわけじゃない。私は感情をそんなふうに考えているんだ」

このようなアンディ版の感情と経験の関係――自分の世界と外界の関係――をなるほどと思うのなら、あなたは間違っていない。これはマインドフルネス――つまり前章で説明したいまを生きることを重視する考え方――の行動指針になっているからだ。

私たちの脳で起きているたくさんのことは、それが何であれ事実とは一切関係がない。そして多くの場合、この脳で起きていることには、私たちがどう感じているかが含まれている。

だから、〝すべては自分の頭のなかにある〟というのを忘れずにいることは、先ほど百万ドルのところで提示した三つの質問〝もし……ならば？〟を自問することへの重要な第一歩になる。これができれば、いろんなことが簡単になってくるはずだ。

私が『サイコパス　秘められた能力』を執筆していたとき、マインドフルネスのエキスパートであるマーク・ウィリアムズは、この考え方がどれほどすごいパワーを持っているかを如実に示す、私がこれまで聞いたこともない話を教えてくれた。それはマインドフルネスに基づいて、飛行機恐怖症を克服する方法だった。

一つのアプローチとして、私はそういう人を飛行機に乗せて、空を飛ぶことが大好きな人の隣に座らせた。そして飛んでいる最中に、二人に脳をスキャンした画像を二枚ずつ渡す。一枚は楽しい状態

の脳をスキャンしたもの。もう一枚は不安な状態の脳、恐怖を感じている状態の脳だ。

二人にはこう説明する。

「この二つの画像は、いま現在の君たちそれぞれの脳の状態を示している。見て分かるように、ぜんぜん違う。だけど、違うということに何か意味があるだろうか？　その脳の状態が、これから先の飛行機の物理的な状態を予測しているだろうか？　その真実はエンジン部にしかない。じゃあ、この画像が示しているのは何だ？　実際にこの画像が示しているのは……ただ君たちが手にしている画像であるというだけだ。ただの脳の状態だ。それ以上でも、それ以下でもない」

私は不安そうな飛行機恐怖症の乗客に、こう続けた。

「君が感じていることは、ただ感じていることにすぎない。ただの感情だ。雲みたいに頭のなかを漂い、行ったり来たりする思考によって発生する、ニューラル・ネットワーク（神経回路網）という物質を通る電気信号にすぎない。

君がこの事実を受け入れるよう自分自身を説得できたら、つまり冷静に自らの内なるヴァーチャル・リアリティ（仮想現実）を観察して、雲が流れ、その影が消えるなり残るなりを自由にまかせ、自分の周囲で起こっていること、その音と躍動の一瞬一瞬に集中することができれば、いずれ君の症状は改善するだろう」

やるべきことは意識せずにできる

南アフリカのプロゴルファー、ルイ・ウーストハイゼンは、あらゆる逆境を克服して二〇一〇年の全英オープンで優勝した。彼は大会前の調子があまりよくなかったので、最終日を首位で迎えてはいたものの、批評家のほとんどは四打差のリードを守れないと予想していた。

しかし彼らの読みは外れた。前年までのウーストハイゼンだったら崩れていたかもしれないが、このときの彼は違った。その違いはたった一つ。彼の手の甲で、親指の付け根近くに手袋の上から貼られた小さな赤丸のシールだ。

この赤丸はスポーツ心理学者でメンタル・トレーナーのカール・モリスが考案した。大会の少し前、ウーストハイゼンは助けを求めてモリスを訪問していた。ウーストハイゼンは、勝敗を左右するショットを打とうとすると、失敗するかもという思いが強すぎて、実際に失敗してしまう事態の対処法を求めていた。そしてモリスは、とてもシンプルな解決方法を伝授していたのだ。

モリスは、ウーストハイゼンがショットを打つ際、彼の気をわざとそらすようにした。親指の付け根にある赤い点にのみ集中するよう指導したのだ。これによって、重大な局面ではショットではなく赤い点が重要になった。ゴルフで体をどう動かすかは、ありがたいことに脳がすべてを完全におぼえているので、それ以外の〝彼〟がそこにいなくても失敗することはない。

ウーストハイゼンは七打差で優勝した。

彼の精神的な苦悩を取り除いたモリスの〝赤い点のトリック〟は、スポーツ心理学界で一躍有名になった。これは**プロセス・ゴール**と呼ばれる。プロセス・ゴールとは、選手を何かに集中させることによって、それ以外のあらゆるものに集中しないようにすることだ。

この方法は、ウーストハイゼンで証明されたように、私たちはたいていの場合において、やるべきことを意識せずにできるということを示している。ただ失敗するかもしれないという不安が、成功を邪魔してしまうのだ。

だから、ただやればいいのだ！

これはなかなか眠れないという悩みを持つ人には、おなじみの状況だろう。眠ろうとすればするほど、眠れなくなるものだ。なぜなら〝うまくできるかどうかという不安が何かの妨げになるのなら、睡眠の妨げにもなる〟からだ。

では、やるべきこととは何か。〝最高のパフォーマンス〟を導き出すために可能な限りベストの状況――睡眠の場合には暗くて静かな部屋と居心地のいいベッド――を用意すればいい。あとはなりゆきにまかせるだけだ。

精神的苦痛の治療に気をそらすことが有効であるというのは、科学的な文献で証明されている。気をそらすこととは、私たちの注意を目の前にある重要な問題からそらして――結果が重要であるからこそ、その不確実性に思い悩んでしまうからだ――あまり〝重要でない〟何かに向けることだ。

ここでは、ある出来事自体と、それが本当に起こるかもしれない確率的性質とは、区別して考えることが重要である。なぜなら、悪いことが起こるかもしれないという不確実性こそが、人の心をむしばむ原因だからだ。一見したところそうは見えないのが皮肉なところだが。とにかく悪いこと自体が原因ではないのだ！

たとえばある研究は、常に失業する可能性のある仕事についている人のほうが、実際に失業している人よりも、うつになったり健康状態が悪くなる確率がはるかに高いと報告している。また他の研究では、未解決の問題が悪い結果になるかどうか予想してくださいと言うと、八十五％の人が悪化と予想することが示されている。

メッセージは単純明快だ。不確実性への対応はとても難しいため、私たちは最悪の事態を想定して対処しようとする。だからもし次回、あなたにその〝いざというとき〟がきたら、実際に行動に移る前に以下のことを思い出してほしい。

●不確実性は、まさにその本質のとおり、不確実である。
●物事はうまくいかないときがある。しかし簡単に何とかなることもある。
●もし物事が悪い結果に終わっても、さらに悪い最悪の結果になっていたかもしれないと想像する！

一方で気をそらすことは、自分の感情の武装解除をするのと同様に、相手の感情を武装解除する際にも非常に強力な武器になりうる。

第七章では、説得の五大要素の一つである意外性を用いて、脳の〝予想の窓〟に心理的なスタン・グレネード（音響手りゅう弾）を投げ入れ、どうやって相手の気をそらすかについて説明した。手りゅう弾が投げ込まれた混乱に乗じて、説得の言葉であれ何であれ、レーダーにひっかかることなく脳内に滑り込むことが可能となるからだ。

これは問題解決においてネガティヴな感情を暗殺することが非常に重要な、葛藤の場面において特に効果的である。

心の強化

皆さんも定期的な運動がよいことはあちこちで聞いているだろう。しかし、この定期的な運動のあとに身も凍るほど冷たいシャワーを浴びるとさらによい、ということを示す証拠がある――この事実をお伝えしても、皆さんにはあまり感謝されないかもしれないが。

運動をするだけでも、適度に調整した肉体的な負担を体にかけることによって、不安、ストレス、うつの予防に効果がある。これは何度も風邪をひくことで病気に対する免疫力が高まるのと同じで、より悪性の感情ストレスに対して心に予防接種をするようなものだ。

しかし、冷水を定期的に浴びることでも同様の効果があるらしいのだ。

少なくとも、ラット（実験用ネズミ）の場合には！

科学者たちは、ラットを冷水で定期的に泳がせると、学習性無力感――第三章に出てきた、自発的な行動や反撃をしなくなること――が原因の不安状態になりにくいということを発見した。ラットと同様に、私たち人間にも巻き返し力や精神力の強化といった利点がもたらされるかどうかには議論の余地がある。しかし、一部の研究者はもたらされると主張している。そして定期的な運動で得られるような、間欠的なストレスに定期的にさらされたあとの回復――冷水を浴びたあとに生じる急激な熱を伴う――が、精神的なタフさを徐々に増加させ、長期間のストレスを受けても感情的に安定した状態が保てると示唆しているのである。

このような主張は、さっきも言ったようにまだ推測の段階である。しかし何らかの効果がある可能性は高い。

先史時代に私たち哺乳類の体温調整を可能とした神経生物学的な機能が、その後の感情喚起のメカニズムへの道を拓いたと、一部の進化生物学者は主張している。この主張を前提として、アメリカの心理学者リチャード・ディーンストビアは、寒さへの耐性と感情の安定性にはおそらく相関関係があり、寒さへの耐性をつければつけるほど、感情が安定すると主張している。

車、家庭、オフィスで冷暖房機器が一般的になる前には、交通渋滞でキレるような話をあまり聞かなかったというのは単なる偶然だろうか？　そうかもしれない。でもやはり、関係はあるのかもしれない。最近では、あらゆる場所で等しく冷暖房機器が増殖しており、同時に肥満レベルも高くなっていることを示すデータがある。

たとえば四方を囲まれた小さな部屋で行われた実験は、部屋の温度を二十七℃から二十二℃に五℃下げただけで、一日当たりの消費カロリーが二百三十九カロリー増えることを示している。

これをイギリス家庭の平均気温で考えてみると、一九七〇年の十三℃から二〇〇〇年には十八℃に上がっている。このような気温の上昇がどの程度、体重増加と一般的な健康状態の悪化……そして感情の不安定化につながるかは、ロケット工学の科学者でなくとも簡単に予想できるだろう。

何百万年という進化の歴史のなかで、私たちは温度変化によるストレスへの対処法を学んできた。一部の科学者が示唆しているように、そしてラットでの実験結果が示しているように、体温調節と感情調節の神経生物学的メカニズムが、進化の歴史のある時点で一つに収束しているとしたら、室内の温度を細かく管理することによって、ストレスに対応する能力を高めることが可能になるかもしれない。

あなたはどのくらい感情に流されずに行動できるか？ 診断テスト

➡判定は316ページ

以下の内容について、あなたにとって最も当てはまる回答を以下から選べ。すべてのポイントを合計し、316ページの表であなたのスコアを確認しよう。

0＝絶対にそう思う／1＝そう思う／2＝そう思わない／3＝絶対にそう思わない

質問	0	1	2	3
❶物事が自分の思うとおりにいかないと、すぐにイライラする。	○	○	○	○
❷自分に危険が迫ると、集中するのが難しくなる。	○	○	○	○
❸相手に悪いニュースやつらい真実を伝えるのが苦手だ。	○	○	○	○
❹他人を怒らせたり迷惑をかけたくないという思いから、自分が本当にほしいものを手に入れられないことが多い。	○	○	○	○
❺締め切りがすぐ近くに、刻一刻と迫っているのがわかっていても、内容が気になるメールを開けてしまう。	○	○	○	○
❻カッとなって下した決断や行動に後悔することが多い。	○	○	○	○
❼大好きなチームの勝敗を決めるPK戦やプレーオフの試合を見ていられないことが多い。	○	○	○	○
❽緊急時には頭が混乱してしまい、うまく対応できない。	○	○	○	○
❾十分な勝機があっても、リスクを冒すのは好きではない。	○	○	○	○
❿『クイズ＄ミリオネア』で最終問題までいったら、答えを冷静に考えられないと思う。	○	○	○	○
⓫緊急時に小さな子どもにインシュリン注射をするのは怖い。	○	○	○	○

診断テスト

解答編

あなたのサイコパス度は？ 診断結果

0～11	低い
12～17	平均以下
18～22	平均
23～28	高い
29～33	非常に高い

★スコア解説

低い／平均点以下

温かい人柄で他人に共感する能力が高いうえ、社会的な責任感も強く、良心があふれている。ある状況において自分の行動がどのような影響を及ぼすか、そのよい点と悪い点を慎重に検討するのが常で、一般にリスクを冒すことを好まない。他人を傷つけることを避け、自分が傷つくことが多い。とても“人付き合いがよく”、争いを好まない。モットーは「他人のために尽くす……」である。

平均

良心はあるが実利的な面もあり、自分のためならほぼあらゆる場面で下劣な行為もいとわない。内気でもないが、命知らずでもない。他人の立場になって考えられないわけではないが、だまされやすいわけでもない。人生の理念は“すべてはほどほどに――ほどほども、ほどほどに”というところだ。

高い／非常に高い

どこまでも攻撃的になれる。自分が何を望んでいるかをはっきりと認識し、恐れることなくそれを奪いに行く。たとえそのせいで法を犯すことになっても、誰かの怒りを買うことになっても気にしない。ひるまず、決然としていて、自信があり、何事にも立ち向かっていく。“目的のためには手段を選ばない”人間だ。重要なのは必ずしも善悪ではなく、やるべきことをやり遂げることである。スローガンは“かかってきやがれ”だ。

帰属スタイル・テスト あなたの評価は?

内的 15 以下	一般に**内的**な（原因を自分の能力や努力にあると考える）帰属スタイル。自分の行動には個人的に責任を取り、“人生は自分で作り上げるもの”と考えている。
中間 16～25	内と外の中間
外的 26 以上	一般に**外的**な（原因を対象の難度や運にあると考える）帰属スタイル。運命、チャンス、イカサマのサイコロも信じている。

あなたはどのくらい先延ばし屋か？
診断テスト
あなたの評価は？

0～11	あなたは筋金入りの先延ばし屋。先延ばしにすることで、あなたの生活の質は大幅に下がっている。改善しよう！　いますぐ！
12～17	あなたはかなりの先延ばし屋。しかし既に、現状に疑問を抱いてはいる。本書を読み進めれば、対処は可能だ。
18～22	そこそこの先延ばし屋で、改善の余地あり。でもおそらく、あなたならこの悪習を断ち切れるはずだ。
23～28	あなたはときどき横道にそれることもあるが、だいたいにおいて先延ばしをする心配はあまりない。
29～33	あなたは自制心のあるきちんとした人。先延ばしをする心配はまったくない。

あなたはどのくらい ここぞというときに行動できるか? 診断テスト あなたの評価は?

0～11	あなたは自分の主義を貫くことができない。というか、主義自体がない!　大事なときにまったく行動できないタイプ。
12～17	あなたは厳しい戦いで勝利を目指すよりも楽な妥協を選ぶ。がむしゃらになることはなく、棚ボタを待つあまり行動できないタイプ。
18～22	あなたはそこそこは行動できるタイプ。必要であれば危険に片足を突っ込むことはあるが、過度の危険は冒さない。
23～28	あなたはかなり行動できるが、他人を妨害するようなことはしない。どうしても必要であれば、他人に譲ることもいとわないタイプ。
29～33	あなたはいつでもアクセル全開。ここぞというときには、何があってもやり遂げるタイプだ。

あなたはどのくらい自分に正直か？
診断テスト
あなたの評価は？

0～11	あなたの自分への正直度はゼロ。あなたがどういう人か、あなた自身もわかっていない。
12～17	あなたは対立を好まず、周囲に同調しようとする強い欲求がある。もう少し自分に正直になるべき。
18～22	あなたは簡単に相手の言いなりにはならないが、できれば自分のやり方は変えたくないタイプ。自分への正直度は、そこそこ！
23～28	あなたは他人のたわ言には聞く耳を持たない、かなり自分に正直なタイプ。
29～33	とことん自分に正直なタイプ。そうではないことなど、想像もつかない。

あなたはどのくらい説得がうまいか？診断テスト あなたの評価は？

0～11	あなたの説得力は最低レベル。でも本章でその秘密を学んだはず。いまこそ練習を始めるときだ！
12～17	あなたはたまに説得が成功するレベル。大いに改善の余地あり！
18－22	あなたには説得できる相手とできない相手がいる。うまくいくときもあれば、失敗するときもある。練習を積んで勝率を上げよう！
23～28	あなたは他人の脳をどう操るかを知り尽くしていて、説得力はかなりのレベル。もちろん運ではなく、判断力に優れているからだ。
29～33	あなたは説得のウルトラ・プロ。相手はあなたの言いなりだ。

あなたはどのくらい我関せずで怒らないタイプか？診断テスト あなたの評価は？

0～11	あなたはとても怒りっぽいタイプ。あなたはおそらく、そんな自分が好きになれないのは……？
12～17	あなたは間違いなく、ちょっと怒りっぽいタイプ。ときどき、ちょっとした誤解どころではなく、はなからとんでもない誤解をしていることがある。
18～22	通常は疑わしきは罰せずの態度を貫いているあなただが、カッとなることも。まあ、我慢にも限界がある?
23～28	あなたはかなりの我関せずタイプ。他人があなたに文句を言ってもあまり気にせず、それは連中の問題だ、と思っている。
29～33	あなたの我関せず度はウルトラマックス。あなたを怒らすのは不可能だ!

あなたはどのくらい“いまを生きている”か？診断テスト あなたの評価は？

0～11	あなたがこの診断テストをやり遂げたこと自体が驚きだ！ あなたの心は、ここではないどこかをさまよっている。
12～17	あなたの思考は、かろうじていまにとどまっているが、しょっちゅう脳のなかの感情という大空に飛んでいっている。しっかりとつなぎとめるロープが必要だ。
18～22	あなたはいまを生きているときもあるが、思考があちこちをさまよっているときもある。もう少し、自らを律しよう。
23～28	あなたは九割方、いまを生きている。一瞬の楽しみに溺れるのではなく、いま現在をじっくりと楽しめる人だ。
29～33	あなたはいまこの瞬間をすべてだと思って生きている！

あなたはどのくらい感情に流されずに行動できるか？診断テスト あなたの評価は？

0～11	あなたの脳は感情の独裁状態だ。そろそろ理性がクーデターを起こすときでは？
12～17	あなたの場合、感情が独裁状態とまではいかないが、政権与党であることはたしかだ。内閣不信任案を提出しては？
18～22	あなたの脳では感情と理性の勢力が拮抗している。
23～28	あなたは感情よりも理性が勝っている。行動する前にその影響をよく考え、物事の全体像をとらえることが得意だ。
29～33	あなたはまるでミスター・スポック（アメリカのドラマ・映画『スタートレック』シリーズに登場する宇宙人と地球人のハーフで、常に感情を抑えている理性的な人物）だ。

各章の最後にあるチェックシートで、皆さんは自分がどういう人間かを少しは知ることができただろう。それが何らかの形で皆さんのお役に立てばいいと思っている。

明らかになった結果が予想外であれば、改善はたやすい。一方、予想通りであったら、改善は難しいかもしれない。しかし、それでも打つ手がないわけではない。

自分の最終的な**よいサイコパス**スコアと、すべての診断テストの結果が明らかになったら、ぜひ私たちのウェブサイトにアクセスして、この七大行動原則のそれぞれにあなたのスコアを入力していただきたい。これであなたも、このユニークな**よいサイコパス**のイギリス全国調査に参加できる。この調査では、**よいサイコパス**の各特性と日常生活のさまざまな側面がどう関連しているかを分析する予定だ。

アクセスはこちらだ。www.thegoodpsychopath.com

すでに150万人以上が、このサイコパスアンケートに答えている。

ぜひ、ご協力を。

さあ、もうやる気になっているはず！　時間はそれほどかからない。

実行あるのみ！

※ウェブサイトは英語になります

著者について

ケヴィン・ダットン　Kevin Dutton

オックスフォード大学実験心理学部の主任研究員。英国王立医学協会およびサイコパシー研究学会会員。著作に『瞬間説得 その気にさせる究極の方法』『サイコパス 秘められた能力』（NHK出版）がある。イギリス、コッツウォルズ在住。

アンディ・マクナブ　Andy McNab

イギリスの元軍人、小説家。第二十二SAS連隊の一員として、九年間にわたって五大陸での隠密作戦で主要な役割を担う。湾岸戦争では、パトロール隊のブラヴォー・ツー・ゼロを隊長として指揮。任務は失敗に終ったが、1991年に殊勲章を授章している。部隊での経験を元にした『ブラヴォー・ツー・ゼロ― SAS兵士が語る湾岸戦争の壮絶な記録』（ハヤカワ文庫NF）ほか多数の著作がある。

サイコパスに学ぶ成功法則

2016年7月29日　初版第一刷発行
2019年9月25日　初版第三刷発行

著　者　ケヴィン・ダットン／アンディ・マクナブ
翻　訳　木下栄子
翻訳協力　株式会社トランネット
カバーデザイン　米谷テツヤ（PASS）
本文組版　IDR

発行人　後藤明信
発行所　株式会社 竹書房
〒102-0072
東京都千代田区飯田橋2-7-3
電話03-3264-1576（代表）
03-3234-6301（編集）
http://www.takeshobo.co.jp
印刷所　共同印刷株式会社

定価はカバーに表示してあります。
乱丁・落丁の場合には当社にてお取替えいたします。
ISBN978-4-8019-0797-3　C0076
Printed in Japan